Klaus Eder, Helmut Hoffmann
Verletzungen im Fußball

Leukotape®

Mit freundlicher Unterstützung des Leukotape Teams

Klaus Eder, Helmut Hoffmann

Verletzungen im Fußball
vermeiden – behandeln – therapieren

Unter Mitarbeit von
Andreas Schlumberger

Redaktionelle Bearbeitung: Ulrike Kriegel

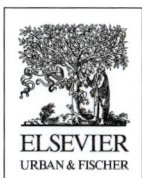 URBAN & FISCHER
München · Jena

Zuschriften und Kritik an:
Elsevier GmbH, Urban & Fischer Verlag, Lektorat Fachberufe, Karlstraße 45, 80333 München

Wichtiger Hinweis für den Benutzer
Die Erkenntnisse in der Medizin unterliegen laufendem Wandel durch Forschung und klinische Erfahrungen. Die Autoren dieses Werkes haben große Sorgfalt darauf verwendet, dass die in diesem Werk gemachten therapeutischen Angaben (insbesondere hinsichtlich Indikation, Dosierung und unerwünschten Wirkungen) dem derzeitigen Wissensstand entsprechen. Das entbindet die Nutzer dieses Werkes aber nicht von der Verpflichtung, ihre therapeutischen Entscheidungen in eigener Verantwortung zu treffen.

> **Die Kapitel 3.1, 4.3, 4.4 sowie 6.2 bis 6.4 wenden sich speziell an Sportphysiotherapeuten, die die dort genannten Maßnahmen aufgrund ihrer Erfahrung und ihrer therapeutischen Kompetenz ausführen können. Diese Kapitel sind durch rote Griffmarken gekennzeichnet.**
> Bei sämtlichen anderen Kapiteln wünschen wir allen Lesern viele neue Erkenntnisse, die sie auf dem Fußballplatz und im Training anwenden können.

Wie allgemein üblich wurden Warenzeichen bzw. Namen (z.B. bei Pharmapräparaten) nicht besonders gekennzeichnet.

Bibliografische Information Der Deutschen Bibliothek
Die Deutsche Bibliothek verzeichnet diese Publikation in der Deutschen Nationalbibliografie; detaillierte bibliografische Daten sind im Internet unter http://dnb.ddb.de abrufbar.

Alle Rechte vorbehalten
1. Auflage 2006
© Elsevier GmbH, München
Der Urban & Fischer Verlag ist ein Imprint der Elsevier GmbH.

11   5 4 3

Das Werk einschließlich aller seiner Teile ist urheberrechtlich geschützt. Jede Verwertung außerhalb der engen Grenzen des Urheberrechtsgesetzes ist ohne Zustimmung des Verlages unzulässig und strafbar. Das gilt insbesondere für Vervielfältigungen, Übersetzungen, Mikroverfilmungen und die Einspeicherung und Verarbeitung in elektronischen Systemen.

Um den Textfluss nicht zu stören, wurde generell die grammatikalisch maskuline Form gewählt. Selbstverständlich sind in diesen Fällen immer Frauen und Männer gemeint.

Herstellung: Hildegard Graf, München
Satz: Kösel, Krugzell
Druck und Bindung: Legoprint, Lavis/Italien
Umschlaggestaltung: SpieszDesign, Neu-Ulm
Titelfotografie: Royalty Free/Corbis

ISBN-13: 978-3-437-48310-3
ISBN-10: 3-437-48310-2

Aktuelle Informationen finden Sie im Internet unter http://www.elsevier.com und http://www.elsevier.de

Geleitwort Dr. med. H.-W. Müller-Wohlfahrt

Seit mehr als 20 Jahren arbeite ich sehr eng mit Klaus Eder zusammen. Dank seiner hochqualifizierten Arbeit und seinem unermüdlichen Elan ist er in der Mitbehandlung meiner Patienten, unter denen sich zahlreiche Spitzensportler aus aller Welt befinden, für mich unentbehrlich geworden. Er zeichnet sich aus durch hohe Fachkompetenz, einen Wissenstand auf höchstem Niveau, einen beispiellosen Einsatz bei der Rehabilitation von Sportverletzungen und nicht zuletzt seine sympathische Wesensart, die ihm den manchmal schwierigen Zugang zu den Athleten erleichtert. Jeder, der einmal von Klaus Eder behandelt wurde, ist von seiner begeisternden und mitreißenden Art fasziniert. Er genießt große Anerkennung für sein Engagement und seine Bereitschaft, sein Know-how und seine Erfahrung im Rahmen von Schulungen und Publikationen weiterzugeben.

Mit diesem Buch liegt nun ein Ratgeber vor, der alles Wissenswerte über Verletzungen im Fußball und mögliche Therapien informiert. Es ist daher ein Highlight für jeden Physiotherapeuten und kann auch Sportmedizinern Trainern, und Betreuern empfohlen werden.

Dr. med. H.-W. Müller-Wohlfahrt

Geleitwort Oliver Bierhoff

Wann immer mich Freunde oder Bekannte um Rat für einen guten Physiotherapeuten fragen, kommt ohne Zögern meine klare und eindeutige Antwort: Klaus Eder und sein Team, Eden Reha, in Donaustauf!

Seit meinem Eintritt in die Nationalmannschaft 1996 behandelt mich Klaus Eder, und so oft ich Verletzungen oder körperliche Beschwerden hatte, bin ich – selbst aus Italien – zu ihm und seinem kompetenten Team ins Eden Reha in Behandlung gefahren. Klaus ist jederzeit für seine Athleten da, es gibt keine Sonn- und Feiertage und erst recht keine Praxiszeit.

Er ist aufgrund seiner Erfahrung, seines Könnens und seiner Behandlungsmethoden bei uns in der Nationalmannschaft unersetzlich. Er arbeitet mit höchstem Engagement an der Heilung seiner Patienten. Daher ist es für mich nur logisch, dass Klaus Eder und sein Team ihr Praxis-Wissen in diesem Buch weitergeben. Es wird eine große Hilfe für alle Physiotherapeuten, aber auch für viele Trainer und Sportler im Amateurbereich sein.

Oliver Bierhoff

Abbildungsnachweis

adidas-Salomon AG, Herzogenaurach   8-1
Adler, S., Lübeck   6-38
BSN medical GmbH & Co. KG, Hamburg   6-2, 6-3
Deutscher Fußball-Bund e.V. (DFB), Frankfurt/Main   1-7, 1-24 (**Hintergrund-Foto**), 3-1, 6-1, 6-5, 6-16, 6-46
„DFB – Der Übungsleiter", 1982; Deutscher Fußball-Bund e.V. (DFB), Frankfurt/Main   1-13
Eder, K., Donaustauf   3-31 bis 3-45, 3-51, 5-8 bis 5-10c, 6-4, 6-8 bis 6-10, 6-22, 6-23, 6-25, 6-27a, 6-27a–h, 6-32 bis 6-34, 6-36, 6-37, 6-41, 6-42, 6-44, 6-47 bis 6-66
Hoffmann, H., Donaustauf   1-1, 1-2, 8-1, 8-2
Hoffmann: Biomechanik Fußball-Spannstoß   1-21, 1-22
Knebel/Herbeck/Hamsen: Fußball Funktionsgymnastik. Rowohlt Verlag, Reinbek, 1988,   1-17
Kollath, E., Köln   1-16
Medizinisch Literarische Verlagsgesellschaft mbH, Uelzen   1-15
Meier, T., Saarbrücken   1-9
Horst Mueller GmbH, Düsseldorf   1-19
Schlumberger, A., Donaustauf   3-46, 3-47 bis 3-50, 7-1 bis 7-5
Wirhed, R., Bjursaes, Schweden   1-20

Alle Fotografien, die hier nicht aufgeführt wurden, sind von E. Kammermayer, Passau.
Alle restlichen nicht aufgeführten Abbildungen © Elsevier Verlag GmbH, München.

Inhalt

1	**Fußballspezifisches Anforderungsprofil**	1
1.1	Die Faszination des Fußballspiels	1
1.2	Physisches Anforderungsprofil	3
1.2.1	Taktische Trends im Leistungsfußball	3
1.2.2	Körperliche Leistungsvoraussetzungen	7
1.2.3	Sportphysiotherapeutische Konsequenzen	18
1.3	Anpassungen des Bewegungsapparates	19
1.3.1	Veränderungen am Schussbein	19
1.3.2	Veränderungen am Standbein	27
1.3.3	Anpassungen der Becken-Bein-Achse	30
2	**Das Betreuungsteam**	32
3	**Vorbereitung auf Training und Spiel**	36
3.1	Mittel- und langfristige Therapiestrategien	36
3.2	Tapen und Kinesiotaping	39
3.2.1	Tapen	39
3.2.2	Kinesiotaping	58
3.3	Aufwärmen vor Training und Spiel	59
3.3.1	Grundlagen	60
3.3.2	Methodische Aspekte des Aufwärmens und Vorkonditionierens	63
3.3.3	Übungen zum zielgerichteten und funktionsspezifischen Aufwärmen	67
3.4	Ernährung und Substitution	70
3.4.1	Trainingkost	71
3.4.2	Vorwettkampfkost	71
3.4.3	Wettkampfkost	71
3.4.4	Nachwettkampfkost	72
4	**Regeneration nach Training und Spiel**	73
4.1	Aktive Regenerationsmaßnahmen	74
4.1.1	Die Grundidee der aktiven Regeneration	74
4.1.2	Physiologische Grundlagen	75
4.1.3	Methodisches Vorgehen	77
4.2	Ernährung als Regenerationsmaßnahme	80

4.3	Massage	81
4.3.1	Individuelles Behandlungskonzept	81
4.3.2	Therapiewirkungen der Massage	82
4.3.3	Kontraindikationen	83
4.3.4	Entmüdungs- oder Regenerationsmassage im Fußball	83
4.4	**Normalisierung des bioenergetischen Stromflusses**	85

5	**Erste Hilfe nach Verletzungen**	86
5.1	**Stumpfes Trauma**	88
5.2	**Wund-/Hautverletzungen**	93
5.2.1	Schürfwunden	93
5.2.2	Platzwunden	94
5.3	**Weitere Notfälle**	98

6	**Sportphysiotherapeutische Versorgung von Verletzungen**	100
6.1	**Ausstattung Betreuerkoffer**	100
6.2	**Reaktionen des Körpers auf Be-/Überlastung oder Verletzung**	105
6.2.1	Adaptationen bei Be-/Überlastung oder Verletzungen	105
6.2.2	Heilungsphasen	108
6.2.3	Körpersprache des Verletzten	110
6.3	**Prinzipien der sportphysiotherapeutischen Versorgung von Verletzungen**	112
6.3.1	Minimierung von Verletzungsfolgen	112
6.3.2	Korrektur von Gelenk-/Bandstrukturen und/oder Muskel-Bindegewebsstrukturen	112
6.3.3	Limitierung der Bewegungsexkursion	118
6.3.4	Nachkorrektur von Gelenk-/Bandstrukturen und/oder Muskel-Bindegewebsstrukturen	118
6.3.5	Heilungsfördernde und funktionsintegrierende Maßnahmen	118
6.4	**Versorgung von Verletzungen**	119
6.4.1	Fuß und Unterschenkel	119
6.4.2	Kniegelenk	136
6.4.3	Lenden-Becken-Hüft-Region (LBH)	145
6.4.4	Muskulatur	161

7	**Vorbeugungs- und Präventionsmaßnahmen**	167
7.1	Einleitung	167
7.2	Grundlagen	168
7.3	Effekte des Stabilisationstrainings	168
7.4	Statisches Stabilisationstraining	170
7.4.1	Kippbrett	170
7.4.2	Balance-Pad	171
7.4.3	Mini-Trampolin	171
7.4.4	Sport- und Therapiekreisel	172
7.5	Dynamisches Stabilisationstraining	172
7.6	Belastungsgestaltung beim Stabilisationstraining	175
8	**Optimierte Ausrüstung**	177
8.1	Schutzausrüstungen	178
8.2	Ausrüstungsaspekte zur Leistungsoptimierung	181
8.2.1	Spielball	181
8.2.2	Fußballschuhe	181
Literatur		186
Register		188

Die Kapitel 3.1, 4.3, 4.4 sowie 6.2 bis 6.4 wenden sich speziell an Sportphysiotherapeuten, die die dort genannten Maßnahmen aufgrund ihrer Erfahrung und ihrer therapeutischen Kompetenz ausführen können. Diese Kapitel sind durch rote Griffmarken gekennzeichnet.

Bei sämtlichen anderen Kapiteln wünschen wir allen Lesern viele neue Erkenntnisse, die sie auf dem Fußballplatz und im Training anwenden können.

Einführung

„Football is not a science – but science may improve the level of football."
(JENS BANGSBO)
„Grau ist alle Theorie und Praxis ist durch nichts zu ersetzen!"

Im Spannungsfeld dieser Aussagen wird die Frage nach der Bedeutung und der Notwendigkeit wissenschaftlich begründeter Trainingskonzepte allgemein im Sport und im Speziellen im Fußball deutlich. Dabei fällt zunächst aufgrund einer deutlich ansteigenden Anzahl von Publikationen auf, dass der Fußballsport offensichtlich erst in jüngster Zeit verstärkt in das Blickfeld wissenschaftlichen Interesses gerückt ist. Offensichtlich wurde trotz seiner hohen Popularität der Fußball von den etablierten Wissenschaften und Fachdisziplinen nur bedingt als Gegenstand seriöser Forschung anerkannt. Die dramatischen Veränderungen der Medienlandschaft mit dem wachsenden Interesse an nationalen und internationalen fußballerischen Großereignissen jedoch rücken nunmehr das Phänomen Fußball als lohnenswertes Forschungsobjekt in den Fokus der unterschiedlichsten Wissenschaftsdisziplinen.

Hierbei werden mittlerweile alle fußballbezogenen Themenkreise erfasst und thematisiert. Unterschiedliche Forschungs- und Projektvorhaben beschäftigen sich mit Entwicklungstendenzen in der Spielgestaltung, Veränderungen in der Belastungsstruktur mit der Beurteilung potentieller Auswirkungen auf die Trainings- und Wettkampfsteuerung sowie den (positiven wie negativen) Professionalisierungseinflüssen mit ihren Ursachen und Begleiterscheinungen.

Die relative Abstinenz auch innerhalb der sport- bzw. trainingswissenschaftlichen Fachdisziplinen (besonders auffällig in Deutschland) erklärt sich aus der Ontogenese der Trainingswissenschaften. Bei einem Blick auf die Entwicklungsgeschichte und das jeweilige Selbstverständnis der Trainingswissenschaften/Trainingslehre lässt sich zunächst eine Phase beschreiben, während deren Verlauf sich die Trainingslehre als reine empirische Wissenschaft verstand und – sehr vereinfacht und plakativ beschrieben – durch eine Erhöhung des Trainingsaufwandes (Quantität) stetig Leistungssteigerungen auf internationaler Ebene erzielt werden konnten. Dies fand während der Olympiade in Mexiko mit einigen neuen „Fabel-Weltrekorden" (wie etwa im Weitsprung durch den Amerikaner BOB BEAMON, 8,90 m) ein jähes Ende. Schnell war man der Meinung, man befinde sich im Leistungssport im Bereich der **„biologischen Limits"**, zumal eine deutlich Erhöhung des Trainingsaufwandes bei teils schon realisierter Professionalisierung nicht mehr möglich erschien.

Neue wissenschaftstheoretische Ansätze (z. B. der Kybernetik) begründeten einen Paradigmenwechsel im Selbstverständnis innerhalb der Trainingswissenschaften. Die Frage, wie man bei gleich bleibenden Trainingsquantitäten/-umfängen ein effektiveres und zielgerichteteres Training zur weiteren Leistungsentwicklung realisieren kann, führte dazu, Training immer mehr als geplante Regelung biologischer Regelkreise zu verstehen und somit einen mehr naturwissenschaftlichen Ansatz dem bisherigen empirischen Ansatz gegenüber zu stellen. Zeitlich mit dem nahenden sportlichen Großereignis der Olympischen Sommerspiele in München zusammen fallend, wurde mit neuem Wissenschafts-Selbstverständnis und den für die Vorbereitung in großem Maße sprudelnden finanziellen Mitteln (durch das Bundesinnenministerium) ein deutlicher Entwicklungsschub in den Sportwissenschaften und speziell in den Trainingswissenschaften auf universitärer Ebene ermöglicht und fand in den verschiedenen entstandenen fachspezifischen Konzepten einer Leistungsdiagnostik seinen Ausdruck.

Da jedoch zu diesem Zeitpunkt in Deutschland die Professionalisierung im Fußball mit Einführung der Bundesliga bereits vollzogen war, war auf universitärer Ebene Fußball (das lediglich mit der Amateur-Auswahl teilnehmen durfte) zunächst aus dem Forschungs-

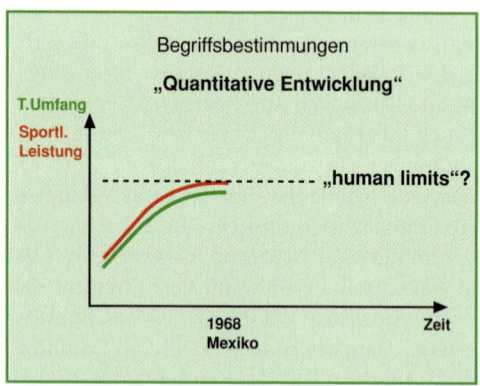

Abb. 1 Ontogenese Trainingswissenschaften: bis Ende der 6oer-Jahre ging man mit dem empirischen Ansatz davon aus, dass eine Erhöhung der Trainingsquantität auch zu einer in Relation dazu stehenden Leistungssteigerung steht.

Einführung

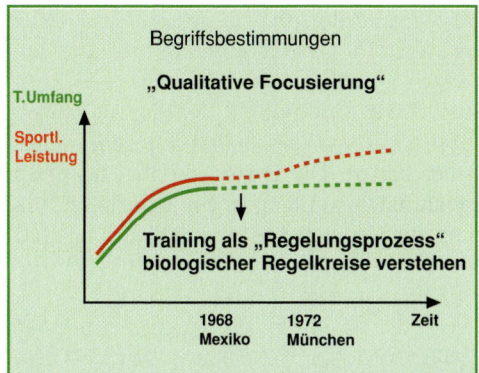

Abb. 2 Ontogenese Trainingswissenschaften. Qualitative Fokusierung: mit Entwicklung der Leistungsdiagnostik und einem eher kybernetisch begründeten Ansatz innerhalb der Trainingslehre konnten bei gleicher Trainingsquantität (ohne weitere Steigerung derselben) durch eine gezieltere und qualitativ bessere Trainingsplanung und -umsetzung weitere Leistungssteigerungen erzielt werden.

fokus wissenschaftlichen Interesses verbannt. Dies erklärt auch, warum Fußball als komplexes Sportspiel in anderen Ländern viel früher ein entsprechendes sportwissenschaftliches Interesse weckte. In den Skandinavischen Ländern und in England ist der Stellenwert wissenschaftlicher Erkenntnisse deutlich höher, ebenso wie eine deutlich höhere Bereitschaft der jeweiligen Trainer zur pragmatischen Umsetzung der Ergebnisse festzustellen ist. In Deutschland hat erst in jüngster Vergangenheit die mediale Dominanz des Fußballsports mit dem damit verbundenen übermächtigen Medieninteresse in der Öffentlichkeit zur beginnenden Kooperation von Wissenschaft und Fußball (Verband und Trainern) geführt.
Vor diesem Hintergrund möchte das Autorenteam versuchen, mit dem vorliegenden Buch aus sportphysiotherapeutischer Sicht ebenfalls einen Beitrag zur Leistungsoptimierung im Breiten- und Leistungsfußball zu liefern. Der Erkenntniszuwachs auf dem Gebiet der Sportmedizin, Physiotherapie und Trainingslehre hat auch dramatische Veränderungen in den Betreuungskonzeptionen im Fußball nach sich gezogen. Diesen Aspekten und den jeweiligen Erkenntnissen Rechnung tragend, wollen die Autoren im Rahmen einer interdisziplinären Betreuungskonzeption sowohl dem aktiven Sportphysiotherapeuten als auch dem „einfachen" Betreuer auf dem jeweiligen Anspruchsniveau einen praktikablen Handlungsleitfaden an die Hand geben.

1 Fußballspezifisches Anforderungsprofil

HELMUT HOFFMANN

1.1 Die Faszination des Fußballspiels

Die Einfachheit des Spielgedankens, in der Zusammenarbeit mehrerer Spieler einer Mannschaft mehr Tore als die gegnerische Mannschaft zu erzielen, macht die Faszination des Fußballspiels aus. Diese Zielsetzung erschließt sich jedem Interessierten sofort und ohne Umwege. Darüber hinaus stecken (weitgehend) einfache Regeln mit weltweiter Gültigkeit den Rahmen des Fußballspiels ab.

Bei dem Versuch jedoch, die Erfolgsfaktoren des Spiels systematisch zu formulieren und zu ergründen, erkennt man im Gegensatz zu dem einfachen Spielgedanken die ungeheure Komplexität des Fußballspiels. Verschiedenste Versuche aus unterschiedlichen Blickrichtungen sind unternommen worden, um diese Komplexität zu erfassen und zu beschreiben. Keinem Konzept dürfte dies aktuell oder in Zukunft umfassend gelingen. Wahrscheinlich macht dies genau die Faszination des Fußballspiels in der Vergangenheit und in Zukunft aus. Fußballerfolg ist sicherlich nicht in letzter Konsequenz planbar und/oder garantierbar.

Welche Faktoren machen ein Team zu einer erfolgreichen Mannschaft?

Selbstverständlich kann auf diese Frage keine abschließende Antwort gegeben werden. Aus sportphysiotherapeutischer Sicht kann hierzu jedoch als Arbeitsgrundlage Folgendes festgestellt werden:
- Die Leistungsfähigkeit einer Mannschaft hängt vom optimalen Zusammenspiel der einzelnen Spieler ab.
- Die Leistungsfähigkeit jedes einzelnen Spielers der Mannschaft wiederum wird bestimmt von dessen körperlicher Leistungsfähigkeit.
- Die Aufgabe des Betreuungsteams (vgl. Kap. 2) besteht darin, die körperliche Leistungsfähigkeit der einzelnen Spieler zu optimieren bzw. nach Verletzungen schnellstmöglich wieder herzustellen.

1 Fußballspezifisches Anforderungsprofil

Welche Eigenschaften benötigt ein Fußballspieler, um erfolgreich zu sein?

Selbst ohne die vielfältigen interaktiven Prozesse und Beziehungen zwischen den einzelnen Spielern innerhalb der Mannschaft zeigen Strukturmodelle des individuellen Anteils eines Spielers an der jeweiligen Mannschaftsleistung sowie der körperlichen Leistungsfähigkeit eines Einzelspielers (Kondition) eine ungeheure Komplexität und unzähligen Facetten und Nuancen (Abb. 1-1).

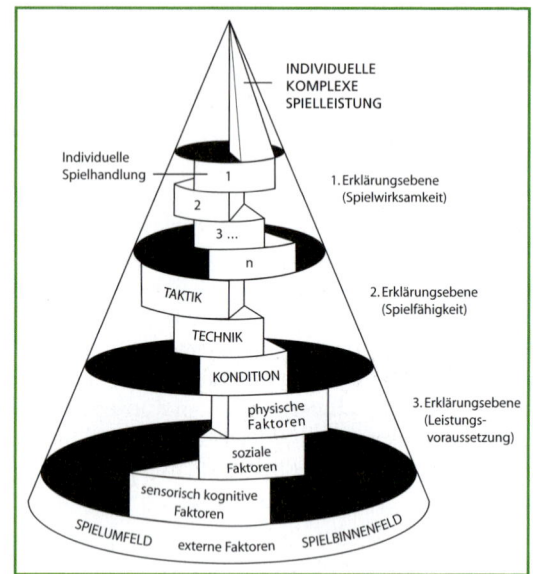

Abb. 1-1 Modell zur Beschreibung des Individualanteils an der Mannschaftsleistung im Fußball (nach HOHMANN/BRACK, 1983)

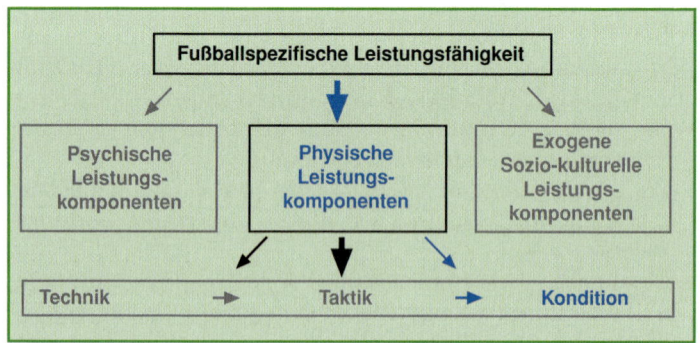

Abb. 1-2 Subkategorien der Leistungsfähigkeit im Fußball

„Fußball ist ein Laufspiel" und allein aus diesem Grund wird kein Zuschauer (geschweige denn ein Fan) die Bedeutung der körperlichen Fitness als ein entscheidendes, wenn nicht das wichtigste, leistungsbestimmendes Merkmal zum erfolgreichen Fußballspielen bestreiten. Deshalb soll im Folgenden kurz dieses physische Anforderungsprofil näher beschrieben werden. Auf dessen Basis werden dann die sportphysiotherapeutischen Maßnahmen zur Wiederherstellung nach Verletzungen sowie zur Optimierung der fußballspezifischen Leistungsfähigkeit beschrieben (Abb. 1-2).

1.2 Physisches Anforderungsprofil

1.2.1 Taktische Trends im Leistungsfußball

Zunächst wird durch die äußeren organisatorischen Merkmale wie Spielfeldgröße, Spieleranzahl sowie Spieleinteilung quasi der Rahmen vorgegeben, innerhalb dessen sich spezielle körperliche Leistungsfaktoren entwickeln. Aufgrund der Anpassungsfähigkeit des menschlichen Organismus formt sich im Laufe der Zeit ein fußballspezifisches konditionelles Anforderungsprofil heraus.

Neben diesen organisatorischen Bedingungen wird dieses konditionelle Anforderungsprofil jedoch im Lauf der Zeit auch durch langfristige Änderungen in der Mannschaftstaktik direkt beeinflusst. Eine Änderung der Mannschaftstaktik erfordert unter Umständen veränderte konditionelle Voraussetzungen und Fähigkeiten, um diese Taktik auf dem Spielfeld adäquat umzusetzen. Hierbei sind in der Vergangenheit jedoch „taktische Quantensprünge" in sehr kurzer Zeit nicht zu beobachten gewesen. Das bedeutet, dass der Organismus der beteiligten Spieler die notwendige Anpassungszeit hat. Andererseits haben Taktikvarianten nur eine Realisierungschance, wenn die Spieler über die dazu notwendigen körperlichen Voraussetzungen verfügen, um die Taktik auf dem Platz erfolgreich zu realisieren.

In diesem Zusammenhang sind es vor allem die großen internationalen Turniere, an denen sich Veränderungen bezüglich des konditionellen Anforderungsprofils am deutlichsten herausarbeiten lassen. Erkenntnisse und Trends der erfolgreichen Mannschaften, die im Verlauf der Europa- und Weltmeisterschaften erkannt werden, werden anschließend nach Möglichkeit auch in den Vereinen umgesetzt und führen somit zu langfristigen Veränderungen im Fußballsport. Dabei sind folgende Aspekte festzustellen:

- Das **Abwehrverhalten** zeigt zunächst einen Trend hin zur 3er-Abwehrkette. Spielten noch bei der Weltmeisterschaft 1998 24 Teams mit einer 4er-Abwehrkette, so waren es 2002 nur noch 13 Teams. Zusätzlich zeigt sich in den Spitzenteams ein Trend zur variablen Umsetzung der verschiedenen Abwehrketten. Nicht selten wird je nach Spielverlauf während eines Spiels von 4er- auf 3er-Kette oder von 3er- auf 4er-Kette umgeschaltet. Dies erfordert von den beteiligten Spielern neben entsprechenden taktisch-kognitiven Leistungen auch veränderte Laufwege, -intensitäten und -umfänge mit einem entsprechenden konditionellen Leistungsvermögen.
- Im **Angriffsverhalten** wurde im Verlauf der letzten WM 2002 wiederum eine Veränderung bei der Einleitung der jeweiligen Torerfolge erkennbar. So zeigte sich, dass der Prozentanteil der Torerfolge, die über einen Angriff über die Außenpositionen eingeleitet wurden – im Gegensatz zu einer Vorbereitung über eine Kombination eher durchs Spielfeldzentrum – seit der WM 1994 von knapp unter 40% auf über 60% angestiegen ist. Dies ist sicher auch eine Folge des veränderten Abwehrverhaltens mit variablen Außenverteidigern sowie einer erhöhten Anzahl von Mittelfeldspielern, die im Wechsel überraschend über die Flügel in der Offensive agieren. Auch hier ist die Folge ein erhöhtes Laufpensum mit veränderten Laufwegen.
- Die **Laufumfänge** der jeweiligen Spielerpositionen haben sich in den letzten 20 Jahren deutlich verändert. Abbildung 1-3 zeigt diesen Trend besonders deutlich. Bei den Angaben der entsprechenden Literatur ist jedoch auch die technische Veränderung der Laufwegeerhebung zu berücksichtigen, die bei den älteren Untersuchungen allgemein einen größeren Messfehler unterstellen lässt. Der Trend ist jedoch eindeutig und belegt einen kontinuierlich erhöhten Laufumfang bis Mitte der 90er Jahre. BAUER (1990) beschreibt eine Erhöhung der Laufumfänge von ca. 10% pro Jahresdekade.
Die Gesamtlaufumfänge scheinen sich jedoch zu bestätigen. Während Abwehrspieler in der Bundesliga etwa 6–9 km zurücklegen, laufen Mittelfeldspieler zwischen 10 und 13 km pro Spiel. Überraschend sind die Laufstrecken der Torhüter, die im Einzelnen sehr stark variieren und mit 4 bis zu 5,5 km pro Spiel doch fast so hoch ausfallen wie die vereinzelter Feldspieler.
- Nach der Erhöhung der Laufumfänge scheinen sich – seit Anfang der 90er-Jahre – auch die **Laufintensitäten** erhöht zu haben. Diesen Trend und Sachverhalt bestätigen verschiedene Autoren im Rahmen von Untersuchungen in verschiedenen Ländern auf unterschiedlichen Leistungsniveaus. Dies wird in Zukunft unter

1.2 Physisches Anforderungsprofil

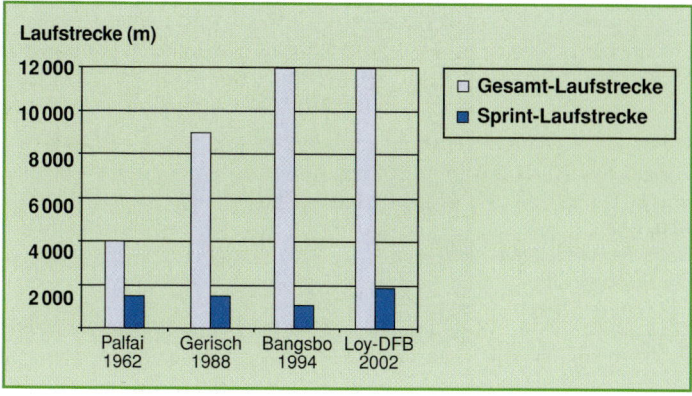

Abb. 1-3 Laufwege während eines Spiels

Zuhilfenahme neuerer Techniken, die in den jeweiligen Stadien installiert werden (wie z. B. mittels sechs Wärmebildkameras, welche die Position eines jeden Spielers sowie des Balls während eines Spiels komplett aufzeichnen) zu einer deutlich besseren Datenlage führen und neue Erkenntnisse bezüglich eines positionsspezifischen konditionellen Anforderungsprofils ermöglichen.

Zusammenfassend lässt sich feststellen:
- Die Laufumfänge haben bis zur Mitte der 90er-Jahre zugenommen und scheinen sich seitdem nur noch gering zu erhöhen.
- Seit Mitte der 90er-Jahre haben sich die Laufintensitäten im Mittel erhöht.

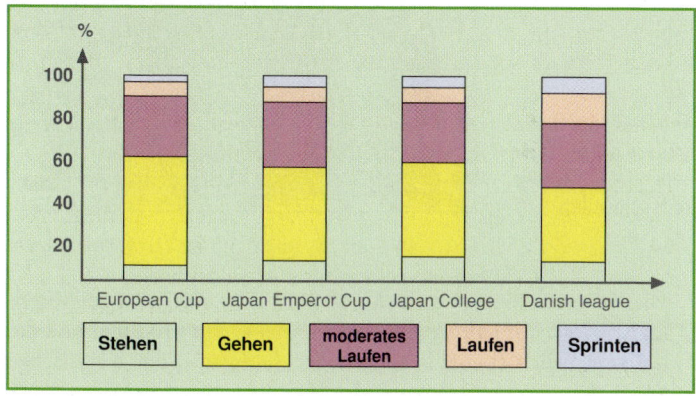

Abb. 1-4 Verteilung der Laufintensitäten während eines Spiels

1 Fußballspezifisches Anforderungsprofil

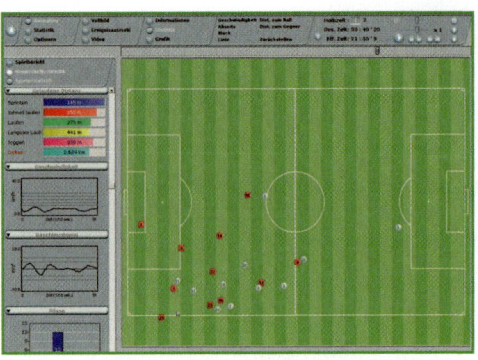

Abb. 1-5a
Optische Darstellung der Spielerpositionen während Spielphasen

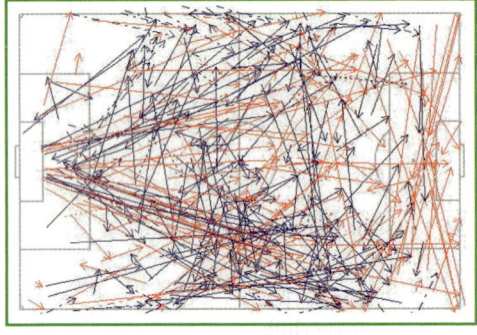

Abb. 1-5b
Exemplarische Darstellung der Laufwege aller Spieler einer Mannschaft

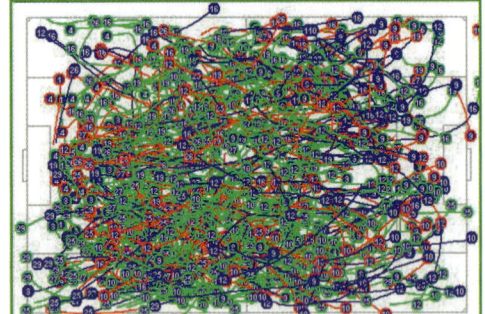

Abb. 1-5c Spielanalyse mit verschiedenen Geschwindigkeitsschwellen

- Die Intensitätswechsel mit aktuell über 1100 Wechseln bei Mittelfeldspielern mit Laufstrecken von 11 bis 13 km pro Spiel sind dabei vermutlich ebenfalls angestiegen (aufgrund der technischen Möglichkeiten vor 1990 aus der Literatur nicht mehr nachvollziehbar).

1.2 Physisches Anforderungsprofil

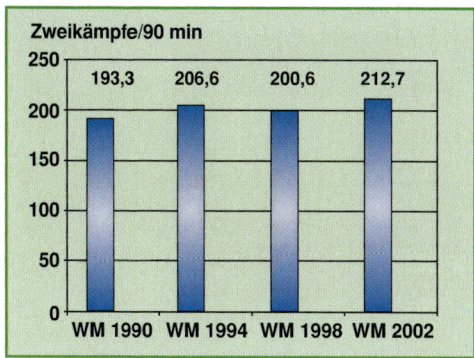

Abb. 1-6 Summe der Zweikämpfe während WM-Spielen

- Dementsprechend hat sich auch die Zahl der Zweikämpfe auf höchstem Leistungsniveau (Weltmeisterschaften von 1990 bis 2002) sukzessive erhöht (Abb. 1-6). Aus der steigenden Anzahl der Zweikämpfe (unter der Annahme, das die Laufintensitäten auch gestiegen sind sowie die dadurch bei Gegnerkontakt freigesetzten Energiepotentiale und Kräfte) lässt sich schließen, dass sich auch das Verletzungsrisiko entsprechend in den beobachteten Zeiträumen erhöht hat. Dieser Umstand wird bestätigt durch die Veränderungen in den Betreuungskonzeptionen im Leistungsfußball mit deutlich erhöhtem personellem Aufwand sowie der Notwendigkeit neuer Aufgabenfelder wie etwa der Verletzungsprophylaxe durch geeignetes Präventivtraining (vgl. Kap. 7).

1.2.2 Körperliche Leistungsvoraussetzungen

Aus dem oben Gesagten wird deutlich, dass erst die Messung und Evaluierung elementarer konditioneller Fähigkeiten im Leistungsfußball als Basis für eine gezielte Einflussnahme von Seiten der medizinisch-trainingswissenschaftlichen Abteilung zur konstruktiven Dosierung und Einflussnahme auf das Training im Sinne einer Trainings-/Leistungssteuerung führen können. So lassen sich in der Konsequenz die körperliche Leistung optimieren und Überlastungen verhindern oder zumindest minimieren.

Es wird dabei klar, dass sich erfolgreiche Mannschaften auch schon bezüglich der körperlichen Leistungsvoraussetzungen (die vom Ausprägungsgrad der einzelnen motorischen Grundeigenschaften abhängen) von weniger erfolgreichen Mannschaften signifikant unterscheiden. Dieser Effekt kann auf unterschiedlichen Leistungsniveaus beobachtet werden.

1 Fußballspezifisches Anforderungsprofil

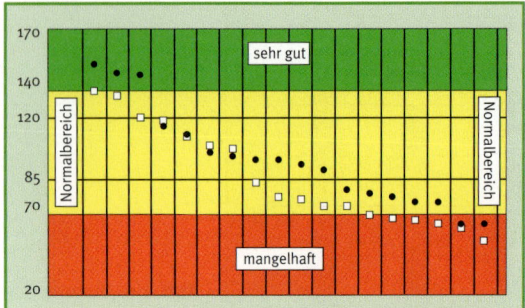

Abb. 1-7 Fußball-Score (Darstellung der Ausprägung verschiedener Kriterien zur Beurteilung der körperlichen Fitness der jeweiligen Spieler eines Teams) einer Spitzenmannschaft und eines Abstiegskandidaten (aus: Kindermann: Gesundheit erhalten – Leistung steigern in: DFB: 100 Jahre DFB, Sportverlag Berlin, 1999, 544)

Seit Mitte der 90er-Jahre wurden zur Einschätzung des konditionellen Profils einer Mannschaft in ihrer Gesamtheit die wichtigsten konditionellen Merkmale zusammengefasst und mit anderen Mannschaften verglichen. Dabei kristallisierten sich die folgenden entscheidenden **Faktoren** heraus:
- das Ausdauerleistungsvermögen
- das Grundschnelligkeitsvermögen
- die Antrittsschnelligkeit
- das Sprintausdauervermögen.

Neben den Versuchen, die körperliche Leistungsvoraussetzungen einer Mannschaft im Überblick beurteilen zu können, kann mittlerweile jedoch auch aufgrund der erhöhten Anzahl von Messungen der körperlichen Leistungsfähigkeit von Fußballern unterschiedlichen Leistungsvermögens auch eine Beurteilung der individuellen körperlichen orthopädisch-traumatologischen Belastungs- und aktuellen Leistungsfähigkeit versucht werden.

Eine komplexe **fußballspezifische Leistungsdiagnostik** kann beispielsweise aus folgenden Teilaspekten bestehen:
- Messung von Beschleunigungs- und Sprintvermögen
- Isokinetischer Muskelfunktionsanalyse
- Messung der Ausdauerkapazität
- Klinischer Beurteilung und klinischer Bewegungsanalyse
- Messung der neuromuskulären Funktionsfähigkeit
- Kardiovaskulärem Risikoscreening.

1.2 Physisches Anforderungsprofil

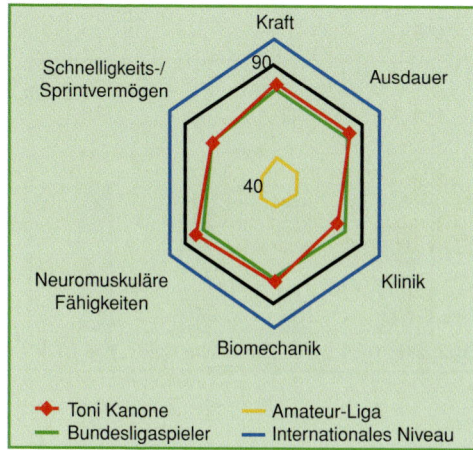

Abb. 1-8 Individuelles Spielerleistungsprofil einzelner ausgewählter Kriterien im Vergleich zu den Ausprägungen verschiedener Leistungsniveaus

Die einzelnen leistungsrelevanten Bereiche können so objektiv abgebildet und bewertet werden.

Die ausreichende Datenlage der Ergebnisse von Fußballern verschiedener Leistungsniveaus erlauben eine vergleichende Bewertung und Darstellung des aktuellen körperlichen Leistungsvermögens eines einzelnen Fußballers (Abb. 1-8). Hier können auf einen Blick eventuelle Defizite und/oder Leistungsunterschiede der verschiedenen Komponenten erfasst und graphisch dargestellt werden und in der Folge das Training entsprechend angepasst werden.

Im Folgenden sollen die wichtigsten Komponenten der körperlichen Leistung im Fußball näher beleuchtet werden.

Ausdauer

Unter Ausdauer wird innerhalb der Trainingslehre allgemein die seelische und körperliche Ermüdungswiderstandsfähigkeit bei lang anhaltenden Belastungen sowie die daran anschließende Regenerationsfähigkeit verstanden. Auf die möglichen verschiedenen Arten der Ausdauer und deren Definitionen soll und kann im Rahmen dieses Buches nicht näher eingegangen werden. Hierzu wird auf die entsprechende Grundlagenliteratur (Weineck 1992, Bangsbo 1994, Shephard 1993) verwiesen.

Es besteht kein Zweifel, dass zum Durchführen einer jeden Sportart grundsätzlich eine gewisse Ausdauer notwendig ist. Ganz besonders bei einem Laufspiel wie dem Fußball ist deren Bedeutung unbestritten. Dem allgemeinen Ausdauerleistungsvermögen ist jedoch das fußballspezifische, spezielle Ausdauerleistungsvermögen entgegenzusetzen.

1 Fußballspezifisches Anforderungsprofil

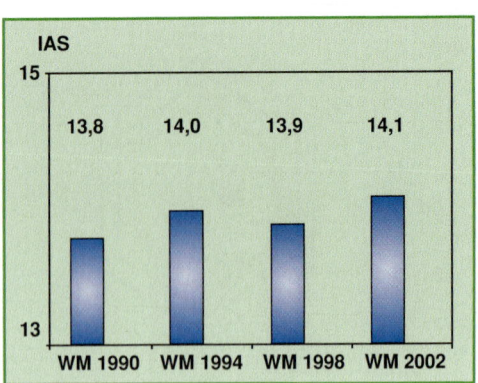

Abb. 1-9 Durchschnittliche IAS (**I**ndividuelle **A**naerobe **S**chwelle als Indikator der Ausprägung der allgemeinen Ausdauerleistungsfähigkeit) der DFB-Auswahl vor verschienenen Weltmeisterschaften

Es stellt sich zunächst die Frage, ob und in welchem Umfang zunächst ein **allgemeines Ausdauerleistungsvermögen** isoliert trainiert und verbessert werden muss. Offensichtlich hat sich trotz veränderter Anforderungen (aufgrund der zuvor beschriebenen Trends im Fußball, s. Kap. 1.2.1) die allgemeine Ausdauerleistungsfähigkeit im Leistungsfußball nicht dramatisch verändert (Abb. 1-9) und ist im Vergleich mit anderen Sportarten eher als mittel ausdauertrainiert anzusehen. Leistungsfußballer können mit ca. 14 km/h Lauftempo optimal und lange laufen, ohne zu ermüden (Laufgeschwindigkeit an der anaeroben Schwelle). Beim aktuellen Marathon-Weltrekord wurde hingegen über 2 Stunden mit einem durchschnittlichen Lauftempo von 23,6 km/h gelaufen. Im Fußball ist offensichtlich lediglich ein mittleres Ausdauerleistungsvermögen (Optimaltrend, kein Maximaltrend) notwendig.

Aufgrund der Spielstruktur mit dem gesamten Laufintensitätsbereich vom Gehen bis zum Sprinten mit maximaler Geschwindigkeit, mit bis zu mehr als 1000 Intensitätswechseln pro Spiel (also alle 4–6 Sekunden) und über 100 Sprints über eine Distanz bis zu 15–20 m stellt die **spezielle fußballspezifische Ausdauer** das eigentliche Leistungskriterium dar. Die Fähigkeit, verschiedene Laufstrecken mit variablen Laufintensitäten zu absolvieren und schnellstmöglich nach einer Laufbelastung wieder zu regenerieren und so für die nachfolgenden Spielanforderungen optimal gewappnet zu sein, macht diese spezielle Ausdauerleistungsfähigkeit aus. Ein Fußballer läuft also nicht – wie etwa in den typischen Ausdauersportarten – lange Zeit mit einem kontinuierlichen Tempo, sondern er muss stetig seine Laufintensität variieren und den nicht vorherzusehenden Spielsituationen anpassen (Abb. 1-10).

1.2 Physisches Anforderungsprofil

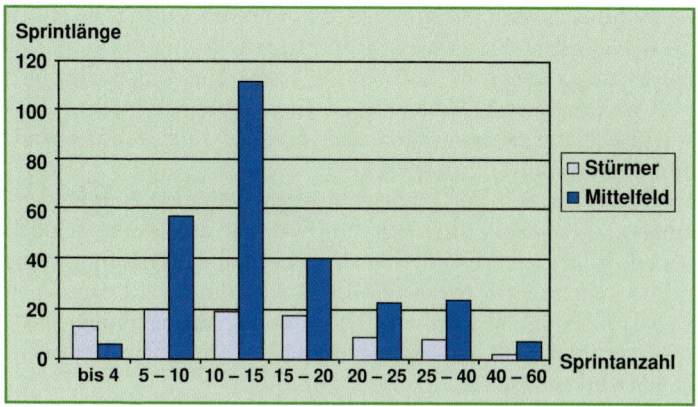

Abb. 1-10 Sprintanzahl und Sprinthäufigkeit während eines Fußballspiels

Die **Anpassungsfähigkeit des kardiovaskulären Systems** sowie die **schnelle muskuläre Regenerationsfähigkeit** nach kurzzeitigen hochintensiven Belastungen im unregelmäßigen Wechsel mit Perioden weniger intensiver Belastungen und/oder Regenerationsphasen über die gesamte Spieldauer stellt somit die fußballspezifische Anforderungskomponente im Fußball dar.

Dabei stellt sich aktuell die Frage, ob und in welchem Umfang die – eigentlich fußball-unspezifische – allgemeine Ausdauer während der Saisonvorbereitung (etwa mit speziellen Lauftrainingslagern) sowie im Laufe der Wettkampfsaison zu trainieren ist. Hierzu hat sich im modernen Fußball auch aufgrund von verschiedenen trainingswissenschaftlichen Untersuchungen (vor allen Dingen in den skandinavischen Ländern) die Ansicht und Forderung durchgesetzt, das benötigte spezielle **fußballspezifische Ausdauerleistungsvermögen** durch geeignete Trainingsmaßnahmen **direkt** anzusteuern und Trainingsbelastungen mit **allgemeinem Ausdauercharakter nicht** bzw. nur noch in geringem Umfang in die Trainingsarbeit zu integrieren. Offensichtlich sind diese speziellen Ausdauerreize auch geeignet, um die allgemeine Ausdauerleistungsfähigkeit zu entwickeln (Zielsetzung nicht maximal, aber ausreichend also optimal).

Hierzu sind Trainingsbelastungen notwendig, die einerseits den Belastungscharakter des Wettkampfs wiederspiegeln und andererseits mithilfe speziell gestalteter Bedingungen (Spielfeldgröße, Spieleranzahl, Intensität, Regeländerungen etc.) gezielt dosierbar sind. **Kleine Spiele** sind hierzu das „Trainingsmittel der Wahl". Dabei werden taktische, technische Elemente des Fußballs geschult und gleichzei-

1 Fußballspezifisches Anforderungsprofil

tig die fußballspezifische Ausdauer gefördert bzw. entwickelt. Durch die unendlichen Variationsmöglichkeiten von Teamgröße (z. B. 4 : 4 Spieler), Spielfeldgröße (z. B. 16 m-Raum) und Regelvariationen (z. B. maximal zwei Ballkontakte) lassen sich gezielt selbst positionsspezifische Ausdaueranforderungen kreieren und entsprechende Trainingsergebnisse ansteuern.

Die **Kontrolle**, d. h. der Vergleich der beabsichtigten Trainingswirkung mit der tatsächlichen Belastung während der Trainingseinheiten erfolgt heutzutage mittels moderner Herzfrequenzaufzeichnung bei den einzelnen Spielern und ist in Abbildung 1-12 dargestellt. Dabei ist die fußballspezifische Charakteristik der Zielübung (Wettspiel vgl. Abb. 1-11 mit individuellen aktuellen Belastungszonen) deutlich erkennbar.

Schnelligkeit

Das fußballspezifische Schnelligkeitsvermögen gehört unbestritten schon immer zu den herausragenden Leistungsvoraussetzungen erfolgreicher Fußballspieler. Diese Bedeutung hat sich sowohl auf internationaler Ebene mit den dargestellten Tendenzen zur Erhöhung von Spieldynamik und Spieltempo, aber auch allgemein durch

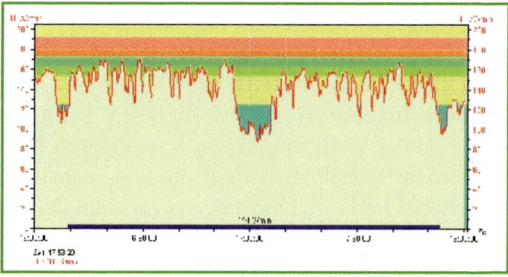

Abb. 1-11 Herzfrequenz-Verlauf eines Spielers während eines Fußballspiels

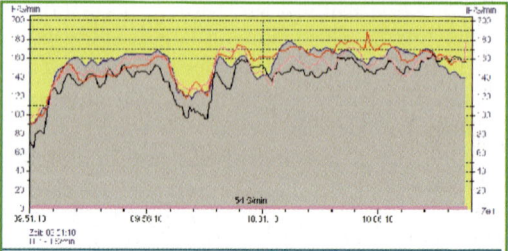

Abb. 1-12 Herzfrequenz ausgewählter Spieler eines Teams während einer Trainingseinheit zur Abschätzung der Belastungsstruktur des jeweiligen Spielers im Vergleich zu den Mitspielern

die in Kapitel 1.2.1 erwähnten taktischen Veränderungen im Leistungsfußball – und damit auch den Laufintensitäten und Laufgeschwindigkeiten – eher noch erhöht.
Schnelligkeit kann weiter unterteilt werden in:
- Bewegungsschnelligkeit
- Handlungsschnelligkeit
- Wahrnehmungsschnelligkeit
- Antizipationsschnelligkeit
- Reaktionsschnelligkeit.

Diese verschiedenen Schnelligkeitsanforderungen basieren in unterschiedlichem Ausmaß auf psychischen, physischen und neurophysiologischen Grundlagen und haben überragende Bedeutung für die Leistungsfähigkeit eines jeden einzelnen Fußballspielers. Zusätzlich stellen sie die Schnittstelle zur Realisierung taktischer Lösungen und zum technischen Leistungsniveau dar.

Wünschenswert wäre selbstverständlich eine gleich starke und überdurchschnittliche Entwicklung aller verschiedenen Schnelligkeitsanforderungen beim jeweiligen Fußballspieler. Da jedoch entsprechend der Spielerposition einige der Schnelligkeitsanforderungen stärker im Vordergrund stehen als andere, können je nach Position durchaus Schwerpunkte gelegt werden.

Die **Wahrnehmungsschnelligkeit** ist im Ergebnis die Fähigkeit eines Fußballspielers, aus einer unendlichen Anzahl von Informationen und Reize (in erster Linie optische und akustische Reize) in der jeweiligen komplexen Spielsituation die spielentscheidungsrelevanten Informationen zu selektieren. Zwar kann eine genetisch bedingte Qualität der Sinnesorgane wie z. B. gutes peripheres Sehen sicher nicht durch Training verbessert werden, trotzdem ist die Wahrnehmungsschnelligkeit an sich über die Spielerfahrung trainierbar und stellt die kognitive Leistungsfähigkeit eines Spielers (die sog. **„Spielintelligenz"**) dar.

Hat ein Spieler im Laufe seiner Karriere eine entsprechende Spielerfahrung erworben, so wird er über seine Wahrnehmungsschnelligkeit aufgenommene Informationen schneller und eher auswerten können und sich auf eine sich entwickelnde Spielsituation früher einstellen können. Dieser Spieler verfügt über eine gute **Antizipationsschnelligkeit** (lat. Antizipation = Vorwegnahme). Er verfügt dadurch in der Folge über mehr Zeit, um die richtigen notwendigen Folgeaktionen zu koordinieren und auszuführen. Bekanntermaßen verfügen Stürmer mit einem überdurchschnittlichen „Torinstinkt" über eine hervorragend ausgeprägte Antizipationsschnelligkeit. Ein Meister seiner Faches war sicherlich in dieser Hinsicht GERD

MÜLLER, der Spielsituationen ahnte und deren Entwicklung früher erkannte und somit schon reagieren konnte, während sich seine Gegenspieler noch in der Beobachtungsphase befanden. Ebenso haben Torhüter bei platziert geschossenen Strafstößen (Elfmeter) nur dann eine Abwehrchance, wenn sie über die beobachteten Faktoren (Anlauf, Fußstellung des Standbeins vor Ballkontakt, Oberkörperhaltung etc.) die Handlung des Schützen früh genug erahnen können und somit ausreichend Zeit zur Reaktion sprich für eine Abwehrbewegung zur Verfügung haben.

Nach den bisher beschriebenen eher „analytischen" Schnelligkeitsanforderungen stellt die **Reaktionsschnelligkeit** das Bindeglied von der Antizipation zur eigentlichen nachfolgenden Handlung dar. Der Reaktionsschnelligkeit ist demnach ein mitentscheidender Faktor beim fußballspezifischen Schnelligkeitsvermögen. Vom auslösenden Reizsignal bis zum Beginn der nachfolgenden Reaktion/Handlung vergeht die so genannte Latenzzeit, die von der genetisch determinierten Nervenleitgeschwindigkeit limitiert ist und somit nicht wirklich durch Training beeinflusst werden kann. In die Latenzzeit fällt jedoch auch die Bewegungsprogrammierung (Steuerung der beteiligten neuromuskulären Systeme), die bei komplexen Reaktionsbewegungen (wie sie im Fußball immer vorkommen) durch Training sehr wohl zu optimieren sind.

Die **Handlungsschnelligkeit** ist das Ergebnis oder die motorische Umsetzung der bisher beschriebenen Schnelligkeitsanforderungen unter den gegebenen Umständen (taktische Anforderung, psychischer Stress aufgrund Erwartungshaltung etc.).

Bei der **Bewegungsschnelligkeit,** die für den Zuschauer nur als reine Fortbewegungsgeschwindigkeit (mit oder ohne Ball) erkennbar ist, wird unterschieden in:
- Schnelligkeitsausdauer
- Sprintausdauer
- Antrittschnelligkeit.

Die Anzahl der Sprints unterschiedlicher Längen im Verlauf eines Fußballspiels (vgl. Abb. 1-10) mit einem eindeutigen Schwerpunkt bei Sprints von bis zu 20–25 m Laufdistanz machen die überragende Bedeutung der Antrittschnelligkeit sowie der Sprintausdauer als wichtigste leistungsbestimmende Eigenschaften im Rahmen des konditionellen Anforderungsprofils im Fußball deutlich.

Die **Schnelligkeitsausdauer** als Fähigkeit, höchstes Lauftempo über einen längeren Zeitraum (Laufstrecke > 50 m) aufrechterhalten zu können, hat kaum fußballspezifische Relevanz und soll im Weiteren auch nicht weiter behandelt werden.

Im Gegensatz dazu ist die **Sprintausdauer** eines der wichtigsten Merkmale erfolgreicher Fußballer und stellt das Bindeglied zwischen den motorischen Grundeigenschaften Ausdauer und Schnelligkeit dar. Unter Sprintausdauer wird die Fähigkeit verstanden, während eines Fußballspiels eine relevante Anzahl von Sprints ohne nennenswerte Abnahme der Antrittsschnelligkeit durchführen zu können. Von der Gesamtlaufstrecke werden etwa 2500 bis 3000 m im Sprinttempo (maximal mögliches Lauftempo) absolviert. Dabei hängt die Ausprägung der Sprintausdauer im Wesentlichen von der Erholungsfähigkeit des neuromuskulären Systems ab. Neben dem Muskelfasertyp („Sprintertypen" mit hohem Anteil schnellzuckender Typ-IIb-Fasern erholen sich besser und schneller von kurzen Sprintbelastungen als Ausdauertypen) stellt die metabolische Kapazität (Ausstattung bzw. mögliche Resyntheseraten der benötigten Enzyme des jeweiligen oxidativen oder glykolytischen Energie-Bereitstellungsstoffwechsels, besonders der anaeroben Kapazität) dabei die wichtigste Einflussgröße dar. Nur bedingt bringt eine gute Grundlagenausdauer einen nennenswerten Vorteil mit sich. Methodisch wird die Sprintausdauer durch geeignete kleine Spielformen mit hohen Trainingsintensitäten ausgebildet und im Training gefördert („high intensity short intermittent games", s. hierzu auch Abschnitt „Ausdauer").

Die **Antrittschnelligkeit** wiederum hat überragende Bedeutung für ein erfolgreiches Fußballspiel – sowohl bei allen Aktionen im Angriffsspiel als auch bei allen notwendigen Abwehrreaktionen. Letztlich ist die entsprechende Antrittsschnelligkeit die Basis jeden erfolgreichen Zweikampfverhaltens. Das daraus resultierende Durchsetzungsvermögen im Zweikampf erhöht die Anzahl der erfolgreichen Zweikämpfe und steht mit dem Mannschaftserfolg in direktem Zusammenhang. So stellte für die deutsche Nationalmannschaft sicherlich die überragende Zweikampfbilanz (Differenz aus gewonnenen und verlorenen Zweikämpfen) die Basis des Erfolgs während der Weltmeisterschaft 1990 in Italien dar (Loy, 1990). Besonders deutlich wird die Bedeutung der Antrittsschnelligkeit in Standardsituationen eines Spiels. Aus der Ruhe heraus entscheidet das Antrittsvermögen der beteiligten Spieler über den Erfolg der Angriffs- oder der entsprechenden Abwehraktion. Auch die Tatsache, dass ca. 30% der Tore im direkten Anschluss an Standardsituationen und 30% nach Flanken erzielt werden (Loy, 1991), unterstreicht noch die überragende Bedeutung der Antrittsschnelligkeit.

Kraft

Die Realisierung der bisher beschriebenen primären körperlichen Anforderungen an den Fußballspieler (Antrittsschnelligkeit und Sprintausdauer) bedarf unzweifelhaft bestimmter muskulärer Spannungsqualitäten = Kraft. Das Spannungsvermögen der Muskulatur als eigentliche Ursache jeglicher Bewegungen unseres Körpers macht hierzu deutlich, dass ein fußballspezifisches Kraftvermögen als Basis allen Leistungsvermögens angesehen werden muss. Insofern ist die Bedeutung der Kraft für den Fußballspieler unbestritten.

Es würde den Rahmen dieses Buches sprengen, hier ausführlich auf den aktuellen Stand der trainingswissenschaftlichen Diskussion einzugehen, jedoch sollen kurz die fußballrelevanten Kraftqualitäten erläutert werden, um die Möglichkeiten sportphysiotherapeutischer Interventionen zur Optimierung und Realisierung der Anforderungen zu umreißen.

Eine allgemeine Einteilung der muskulären Kraft innerhalb der Trainingslehre in die Subkategorien Maximalkraft, Schnellkraft und Kraftausdauer als hierarchisch gleichrangige Erscheinungsformen der Kraft sind dabei allgemein gültig.

- Unter **Maximalkraft** wird das maximale willkürliche Spannungsvermögen der Muskulatur (eigentlich des betreffenden Nerv-Muskel-Systems) im Sinne eines neuromuskulären Geschehens verstanden.
- Die **Schnellkraft** ist das Vermögen des neuromuskulären Systems, die jeweilige Muskelspannung so schnell (und explosiv) wie möglich zu entfalten.
- Die **Kraftausdauer** hingegen bezeichnet die Kapazität der belasteten Muskulatur, geforderte Muskelspannung auf dem notwendigen Intensitätsniveau aufrecht zu erhalten bzw. lange genug durchführen zu können.

Aktuelle Ansätze (besonders aus sportphysiotherapeutischer Sicht) sehen die Bedeutung und die Zusammenhänge zwischen den jeweiligen Subkategorien der muskulären Kraft dahingehend, dass die Kraft als neuromuskulärer Faktor die wichtigste Voraussetzung für Stabilität der Gelenke und damit langfristig für eine physiologische Belastung der Gelenke darstellt. Hierzu ist als **Basiseigenschaft die Maximalkraft** unverzichtbar. Die Gelenke einer Beinachse können bei sportlichen Bewegungen nur ausreichend stabilisiert werden, wenn eine ausreichende Maximalkraft (an zu bewegender Masse und Bewegungsgeschwindigkeit, Beschleunigungs-/Bremsvermögen orientiert) als notwendiges Kriterium vorhanden ist. Die Muskulatur muss das zu bewegende System mit dem notwendigen Spannungsvermögen versorgen.

Das Spannungsvermögen allein ist jedoch nur ein notwendiges, aber noch nicht hinreichendes Vermögen (Kraftqualität) zur erfolgreichen Realisierung der intendierten Bewegungen. Soll die Bewegung des Fußballers erfolgreich sein und mit der notwendigen Geschwindigkeit durchgeführt werden, muss das Spannungsvermögen auch schnell genug aufgebaut bzw. realisiert werden. Dies ist eine Frage der Ausprägung des **Schnellkraftvermögens**. Ohne ausreichendes Schnellkraftvermögen wird keine adäquate Antrittsschnelligkeit realisiert werden können bzw. werden sogar die beteiligten Strukturen des Bewegungsapparates auf Dauer unphysiologisch belastet (gelenk-/achsenstabilisierende Funktion). Aus neurophysiologischer Sicht basiert das Schnellkraftvermögen (mit seinen Einflussgrößen Startkraft, Explosivkraft und Maximalkraft) auf neuronalen, tendomuskulären und biomechanisch-anthropometrischen Einflussgrößen.

Dabei stellen die neuronalen Einflussgrößen aus sportphysiotherapeutischer Sicht wichtige Aspekte dar. Die zur Bewegung notwendigen Muskelspannungen werden in der Muskulatur mithilfe **neuronaler Steuerungsmechanismen** durchgeführt. Unterschiedliche Muskelspannungen werden dabei von unterschiedlichen Muskelfasern mit unterschiedlichen Innervationsmustern je nach Anforderungsprofil (Bewegungstempo, Intensität etc.) durchgeführt. Jeder Muskel muss zur Kontraktion einen entsprechenden Reiz erhalten. Dabei wird über Alpha-Motoneurone eine bestimmte Anzahl von Nervenimpulsen übertragen. Ab einer Impulsfrequenz von etwa 10 Hz kommt es dabei zu einer andauernden Kraftentfaltung. Dabei bewirken höhere Impulsraten größere Kräfte sowie eine schnellere Verfügbarkeit der Kraft (schneller explosiver Kraftanstieg). Die mit der Impulsrate verbundene Anzahl von Aktionspotentialen, die eine Muskelfaser innerhalb einer definierten Zeiteinheit ausführt, wird als **Frequenzierung** bezeichnet.

Um ein bestimmtes Kraftpotenzial zu entfalten, muss eine bestimmte Anzahl von Muskelfasern aktiviert werden. Wie viel Fasern synchron aktiviert werden können, hängt vom Trainingszustand der betreffenden Muskulatur ab. Gut trainierte Muskeln können mehr Fasern synchron aktivieren und so z. B. durch eine Erhöhung der willkürlich gleichzeitig aktivierbaren Muskelfasern eine Verbesserung der Maximalkraft – ohne Hypertrophie – einen Kraftzuwachs realisieren. Dies wird unter dem Begriff der **Rekrutierung** verstanden.

Eine weitere neuronale Einflussgröße betrifft die **intramuskuläre Synchronisation** der aktivierten Muskelfasern. Zur Realisierung eines bestimmten Kraftpotenzials benötigt der Muskel eine bestimmte Anzahl Muskelfasern. Diese werden jedoch nicht permanent aktiviert, sondern aus dem „großen Topf" der vorhandenen (je nach Charakter der benötigten Spannung geeigneten Fasertypen) Fasern abwechseln aktiviert, um eine intrazelluläre Regeneration der jeweils einzelnen Fasern während der Kontraktion zu gewährleisten bzw. zu ermöglichen.

Eine weitere Verbesserung der Qualität von Kontraktionen im Sinne einer Ökonomisierung wird durch den so genannten **Inhibitionsabbau** erreicht. Hierbei wird eine der jeweiligen Kontraktion entgegengesetzte Spannungsentwicklung der Antagonisten reduziert bzw. gar nicht erst aufgebaut, wodurch vor allen Dingen in der ersten Phase einer Kontraktion eine schnellere und effizientere Agonistenspannung gewährleistet werden kann und z. B. fußballspezifische schnelle Sprints mit höchstmöglichem Antrittsvermögen möglich werden.

1.2.3 Sportphysiotherapeutische Konsequenzen

Aus den bisher beschriebenen Aspekten des physischen oder konditionellen Anspruchsprofils lassen sich die entsprechenden Tätigkeitsfelder der betreuenden Sportphysiotherapeuten ableiten. Neben einer adäquaten Versorgung der Spieler nach einer Verletzung beim Fußball gehört zum Aufgabenspektrum der medizinischen Abteilung – und damit auch des Sportphysiotherapeuten – die Schaffung optimaler körperlicher Voraussetzungen für jeden einzelnen Spieler, um seine maximal mögliche Leistung im Sinne der Mannschaft zu erbringen.

Hierzu ist nicht nur die Kenntnis der physischen Anforderungen (Ausdauer, Schnelligkeit, Kraft), sondern auch das Wissen um die fußballspezifischen Anpassungen des Bewegungsapparates notwendig. Intraindividuelle Störgrößen auf unterschiedlichen biologischen Ebenen der beteiligten Subsysteme (arthroligamentäres, muskuloskeletales sowie myofasciales System) müssen erkannt werden und ein entsprechendes Handlungsspektrum mit adäquaten therapeutischen Interventionen zur Eliminierung dieser Störgrößen muss zur Verfügung stehen. Im folgenden Kapitel soll zunächst auf die Anpassungen eingegangen werden, mit denen der Bewegungsapparat auf die speziell im Fußball herrschenden Belastungen reagiert. In Kapitel 3 werden dann die entsprechenden sportphysiotherapeutischen Maßnahmen und Möglichkeiten im Rahmen einer Vorbereitung auf Training und Wettkampf beschrieben.

1.3 Anpassungen des Bewegungsapparates

Aufgrund des in Kapitel 1.2 beschriebenen Anforderungsprofils und der im Fußball zwangsläufig immer wiederkehrenden und stereotypen Bewegungsmuster passen sich bei entsprechend langer aktiver Ausübung der Sportart aufgrund der dabei auftretenden mechanischen Belastungen die aktiven und passiven Strukturen des Bewegungsapparates an.

Fußball zählt zu den Sportarten mit **seitenspezifischen** bzw. **seitendifferenten Belastungsmustern,** d.h. der Fußballer hat eine bevorzugte Schussbein- und Standbeinseite. Dementsprechend sind die Belastungen, die auf die jeweiligen biologischen Strukturen einwirken, quantitativ und qualitativ deutlich unterschiedlich und führen zu einer langfristigen Anpassung des Bewegungsapparates. Spieler mit seitengleich gut ausgeprägter Schusstechnik sind eher die Ausnahme.

Weiterhin sind die Anforderungen und die stereotypen Bewegungsmuster zusätzlich noch von **Spielposition** zu Spielposition unterschiedlich (besonders stark ist der Unterschied des Anforderungsprofils von Torhüter zu Feldspieler, jedoch auch innerhalb der Feldspieler bestehen Unterschiede entsprechend der Spielposition). Im Folgenden sollen typische fußballspezifische Anpassungen (Adaptationen) des Bewegungsapparates erläutert werden. Mit diesen Veränderungen muss man beim aktiven Fußballer (und auch noch Jahre danach) rechnen und diese gilt es besonders bei der sportphysiotherapeutischen Betreuung (durch Arzt, Physiotherapeut oder Trainer) bei der Vorbereitung auf Training und Spiel zu beachten.

Hierbei stellt sich immer wieder aus medizinischer Sicht die Frage, ob diese Veränderungen im Sinne einer **Prävention** zukünftiger degenerativer Probleme „behandelt" und zurückgenommen oder zumindest limitiert werden sollten. Hierzu gibt es sicherlich keine allgemein verbindlichen Handlungsanweisungen und Empfehlungen. Vielmehr muss im Betreuerteam immer im Einzelfall unter Beachtung der jeweiligen individuellen körperlichen Voraussetzungen entschieden werden. Die im Folgenden dargestellten Veränderungen spielen eine Rolle und sollten beachtet werden:

1.3.1 Veränderungen am Schussbein

Beim Fußballspielen kommt es aufgrund der Natur und des Spielgedankens zu einer hohen Anzahl an Ballkontakten. Aus mechanischer Sicht kann man sagen, Fußballer müssen etwa 350 g Luft und

Leder mit einer fest definierten Größe (festgelegt in Fußballregel Nr. 2) in eine bestimme Richtung beschleunigen. Dabei kommt es naturgemäß zu entsprechenden mechanischen Belastungen an den jeweiligen Ballkontaktstellen (Stirn beim Kopfball, Spann beim Spannstoß oder Fußinnenseite beim Innenseitstoß).

Die mechanische Belastung am Fuß hängt unter anderem davon ab, wie fest der Ball aufgepumpt wird (Balldruck). Dabei kann festgestellt werden, dass z. B. in Brasilien/Südamerika mit etwa 0,2 bis 0,3 bar weniger Balldruck als in der Bundesliga gespielt wird. Eine Erhöhung des Balldrucks verändert die mechanischen Eigenschaften des Balls. Die maximale Kraft beim Ballkontakt erhöht sich um ca. 10% pro 0,1 bar Druckerhöhung und verkürzt gleichzeitig die Ballkontaktzeit.

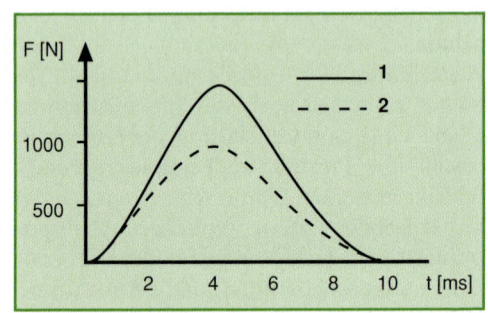

Abb. 1-13
Ballmechanik: Zusammenhang der Änderungen von Balldruck und Ballkontaktzeit durch Veränderung des Balldrucks

Ein optimales Verhältnis von Ballkontaktzeit und maximaler Kraft während der Impulsübertragung ist dann gegeben, wenn die Aufprallkraft keine unphysiologischen Größenordnungen erreicht. Gleichzeitig darf jedoch die Kontaktzeit nicht zu lange dauern, um die Belastung für die biologischen Strukturen so niedrig wie möglich zu halten. Die Folge wäre sonst eine Instabilität der betroffenen Gelenke (Kompensation und Amortisation der biologischen Strukturen, da die Eigenschaften des elastischen Stoßes verloren gehen).

Prävention Die Möglichkeit des Einsatzes von speziellen Jugendbällen im Kinder- und Jugendfußball sollte auf jeden Fall trotz höherer Kosten genutzt werden.

Abbildung 1-14 verdeutlicht die Bedeutung der Ballmasse (Größe) auf die mechanische Belastung beim Spannstoß. Ein Schüler mit 135 cm Körperhöhe und 32 kg Körpermasse wird mechanisch beim Spannstoß in einer Größenordnung belastet die relativiert auf die Größenordnungen eines Erwachsenen (178 cm Körperhöhe und 73 kg Gewicht) einem Spannstoß mit einem mittleren Medizinball (doppelter Durchmesser mit 1,2 kg Masse) entspricht.

Seniorenbelastung:
178 cm, 73 kg
365 gr., 24–26 cm

Schülerbelastung:
135 cm, 32 kg
1200 gr., 43 cm

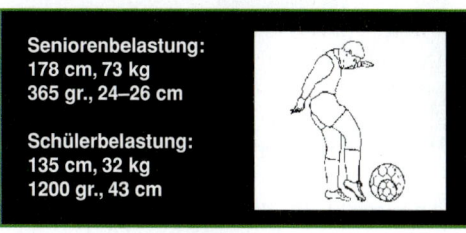

Abb. 1-14
Relative Belastungsdimension im Jugendfußball

Konsequenzen für das Schülertraining:
Da in diesem Alter aufgrund der Wachstumsphasen zusätzlich der Bewegungsapparat mit verstärkten Anpassungserscheinungen reagiert, der Bewegungsapparat jedoch noch nicht voll stabilisiert ist (muskuläre Stabilisationskomponente noch nicht optimiert), sollte mit gezieltem Kopfballtraining nicht vor C-Schüler-Altersklasse begonnen werden.

Nicht nur die Größenordnung der mechanischen Belastung durch den Ballkontakt kann Überlastungen und unphysiologische Belastungen provozieren, sondern auch die Anzahl der jeweiligen stereotypen – aber im physiologischen Rahmen stattfindenden – Belastungen durch den Ballkontakt initiieren degenerative Veränderungen am Bewegungsapparat.

Die Natur hat im Lauf der Evolution unseren Bewegungsapparat (und hier insbesondere unsere Extremität im Sinne der Becken-Bein-Achse) zur Fortbewegung mittels Gehen und Laufen entwickelt. Unsere Füße sind mit den beiden Längsgewölbe sowie dem Quergewölbe genial dazu konstruiert, die Masse des Körpers bei jedem Schritt durch Nachgeben der Gewölbe abzufangen und in der Beschleunigungsphase der Schritte wieder nach vorn zu beschleunigen. Beim Ballkontakt wird nun eine Kraft über einen kurzen Zeitraum (Ballkontaktzeit je nach Balldruck zwischen 11 und 15 Millisekunden) genau entgegengesetzt dieser Gewölbekonstruktion mit den entsprechenden intraartikulären Scherkräften provoziert. Die durch die Ballmasse dabei freigesetzten Größenordnungen an mechanischen Reaktionskräften bleiben durchaus im physiologischen Rahmen und überschreiten in der Regel nicht die Belastungstoleranz der biologischen Strukturen.

1 Fußballspezifisches Anforderungsprofil

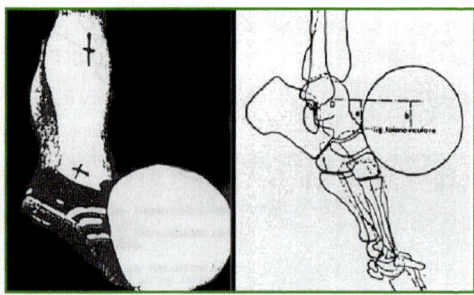

Abb. 1-15 Intraartikuläre Belastung beim Spannstoß

Bei entsprechend hoher Anzahl an Wiederholungen über einen langen (mehrjährigen) Zeitraum jedoch werden durchaus Reize gesetzt, die dann im Sinne von **Mikrotraumatisierungen** in Veränderungen am Bewegungsapparat resultieren (Abb. 1-15). Um auf die beim Ballkontakt plötzlich und kurzzeitig auftretenden Zugspannungen entsprechend vorbereitet zu sein, verstärken sich die Insertionsstellen z. B. des Lig. talonaviculare. Eine erhöhte Anzahl von stärker ausgeprägten Sharpey-Fasern mit entsprechender Raumforderung äußert sich dann als so genannte **Talus-Nase** und/oder **Tibia-Zacke,** die zu einer reduzierten Beweglichkeit im oberen Sprunggelenk bei der Dorsalflexion führen.

BRÜGGEMANN und HENTSCH zeigten dies 1981 anlässlich einer Querschnittsuntersuchung, bei der röntgenologisch nachweisbare knöcherne Veränderungen jeweils nur an der Schussbeinseite von Profi-Fußballern (mindestens 3 Jahre Lizenzspieler) nachgewiesen werden konnten. Lediglich bei einem Torwart (der die Abschläge nicht selbst durchführte) konnten keine Veränderungen festgestellt werden.

Werden die Schussbewegungen zusätzlich technisch schlecht und biomechanisch ungünstig ausgeführt, so erhöhen sich die entsprechenden Zugspannungen auf das Lig. talonaviculare noch stärker und überschreiten unter Umständen auch die Belastungstoleranz, so dass es durchaus auch zu akuten Traumatisierungen kommen kann. **Ungünstiges Schuhwerk** kann dann diese fatale Veränderung der Stabilität im betreffenden Gelenk zusätzlich beeinflussen. Während Fußballschuhe aufgrund der Sohlenkonstruktion eine zu große Bogenspannung in Richtung Fußstreckung (Plantarflexion im oberen Sprunggelenk) limitieren und verhindern, sind in Abb. 1-16 die fatalen Folgen einer schlechten Schusstechnik gepaart mit falscher Ausrüstung (Joggingschuhe mit weicher Zwischensohle, die eine Hyperflexion im oberen Sprunggelenk in Richtung Plantarflexion erlauben) zu erkennen. Durch das falsche Treffen des Balls nur mit den Vorfußstrukturen verlängert sich der Hebelarm der Kraftwir-

1.3 Anpassungen des Bewegungsapparates

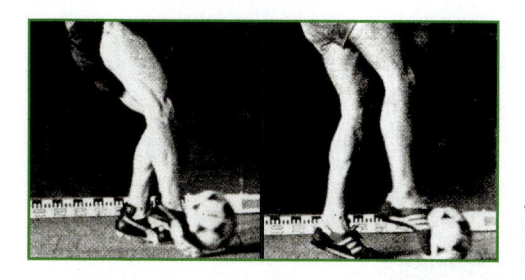

Abb. 1-16 Einflussgrößen Technik und Schuhmaterial

kung des Balls während des Schusses und vervielfacht je nach Relation zur Hebelarmlänge des Lig. talonaviculare das einwirkende Drehmoment und damit die Zugspannung auf diese Bandstruktur. Kalkuliert man unter realistischen Bedingungen die Zugspannungen z. B. bei einem Eckball (Abfluggeschwindigkeit von ca. 50–80 km/h) mit ca. 1200 N, so stellt dies eine Belastung im physiologischen Rahmen ohne Überschreitung der Belastungstoleranz der Bandstruktur dar. Trifft der Spieler den Ball jedoch wie in Abbildung 1-16 dargestellt, so kann die Belastung auf das lig. Talonaviculare aufgrund der Vergrößerung der Hebelarmlänge des Massenzentrums des Balls durchaus Größenordnungen von über 3000 Newton erreichen und damit die Grenze der Belastungstoleranz erreichen und/oder überschreiten. Folge: Gefahr der akuten Verletzung.

> **Konsequenzen für das Schüler- und Jugendtraining**
> 1. Sorgen Sie dafür, dass die Größe und die Masse des Balls mit den Schülern/Jugendlichen wächst, um extreme Anpassungen des Bewegungsapparates an das Spielgerät zu vermeiden. Schülermannschaften sollten unbedingt mit speziellen kleineren Jugendbällen trainieren und spielen.
> 2. Legen Sie größten Wert auf das Erlernen einer guten Schusstechnik im Schüler- und Jugendbereich, um technikbedingte Fehl-/Überlastungen zu minimieren oder besser zu vermeiden.
> 3. Achten Sie auf gutes Schuhwerk bei der Auswahl der Fußballschuhe und besonders auf die richtige individuelle Passform der Schuhe. Vermeiden Sie auf jeden Fall zu große Schuhe, um Überlastungen durch „schlechte" und falsch platzierte Ballkontakte zu vermeiden (s. Kap. 8 „Ausrüstung").
> 4. Exzessives Kopfballtraining im Schülerbereich sollte vermieden werden. Eine Basisschulung der korrekten Technik ist wichtig, jedoch auch hier sollte unter Umständen mit leichteren Bällen gearbeitet werden.

1 Fußballspezifisches Anforderungsprofil

Neben diesen direkten Veränderungen im Bereich der Fußgelenke durch die Schussbewegungen sind bei Fußballern in der Folge auch **muskuläre Veränderungen** mit seitendifferenten (Standbein vs. Schussbein) Ausprägungen zu erwarten. Die Schussbewegung der betreffenden Beinachse stellt dabei eine Belastung in der so genannten **offenen kinetischen Kette** dar. Dabei ist der Fuß mit maximaler Vorwärtsgeschwindigkeit bewegt (punctum mobile) und die Hüfte relativ fixiert (punctum fixum). Gleichzeitig ist bei jeder Schussbewegung standbeinseits eine Belastung in der so genannten **geschlossenen kinetischen Kette** notwendig. Hier ist der Fuß am Boden fixiert (punctum fixum), während die darüber liegenden Strukturen der gesamten Becken-Bein-Achse sowie des Rumpfes beweglich sind (puctum mobile) und mittels komplexer Koordination ausreichend gegen die Schwerkraft stabilisiert werden müssen.

Entsprechend unterschiedlicher neuromuskulärer Steuerungsaspekte, insbesondere der gelenkstabilisierenden Möglichkeiten des Bewegungsapparates zur Sicherung der Gelenkstabilität des Kniegelenks sowie der gesamten Lenden-Becken-Hüft-Region (LBH-Region), erfordern und begründen langfristige Reaktionen im Sinne von muskulären Veränderungen und Anpassungen an diese fußballspezifischen Bewegungsabläufe. Dabei kann nach aktuellem Forschungsstand davon ausgegangen werden, dass der Bewegungsapparat sich langfristig an die von ihm durchzuführenden Bewegungsabläufe und die entsprechenden Belastungen gewöhnt und eine optimierte muskuläre Antwort entwickelt.

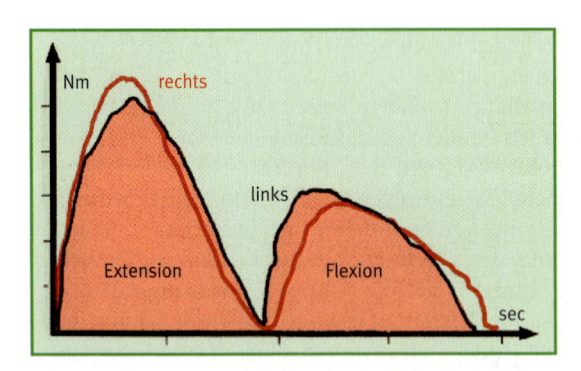

Abb. 1-17 Agonisten-Antagonisten-Verhältnis der Kniegelenksmuskulatur (aus: Knebel, 1988, S. 31). Die Abbildung verdeutlicht, dass beim Fußballer die Kraft des Quadrizeps des Schussbeins stärker ausgeprägt ist als die des Standbeins (linker Teil der Kurven), während die ischiokrurale Muskulatur des Standbeins stärker entwickelt ist als die des Schussbeins (rechter Teil der Kurven)

1.3 Anpassungen des Bewegungsapparates

Die Schussbewegung stellt eine mehrgelenkige Bewegung dar, die neben der (augenscheinlich) explosiven Kniestreckung ebenso einer aktiven Hüftbeugung sowie einer Fußstreckung (Plantarflexion) im oberen Sprunggelenk bedarf. KNEBEL et al. (Abb. 1-17) beschreiben sowohl ein erhöhtes Maximalkraftvermögen als auch einen erhöhten Kraftstoß im Verlauf einer Extensionsbewegung des Quadrizeps der Schussbeinseite, während auf der Standbeinseite eine erhöhte Maximalkraft bei erhöhtem Kraftstoß der Kniebeuger (Flexoren) beschrieben werden.

Je nach Quantität und Bedeutung der jeweiligen Schussbewegungen sind dann positionsspezifische Anpassungen an die jeweiligen Spielerpositionen zu erwarten und in der Literatur beschrieben. So können die allgemeinen Tendenzen (Quadrizeps der Schussbeinseite kräftiger, ischiokrurale Muskulatur der Standbeinseite stärker) je nach Spielposition mit den entsprechenden Anforderungen präzisiert werden.

Abbildung 1-18 zeigt die entsprechenden Kraftverhältnisse der Kniestrecker/-beuger in der Übersicht. **Torhüter** zeigen dabei die größte Streckerdominanz. Dies erklärt sich aus der speziellen Arbeitsposition der Torhüter mit nahezu 90°-Beugung im Kniegelenk, in der eine Ko-Aktivation der Beuger zur Kniegelenksstabilisation sowie ein Beitrag der ischiokruralen Muskulatur zur Kniestreckbewegung aus biomechanischen Gründen (gemäß sog. Lombard-Paradoxon, nach dem ein knie-extendierender Beitrag nur bis ca.

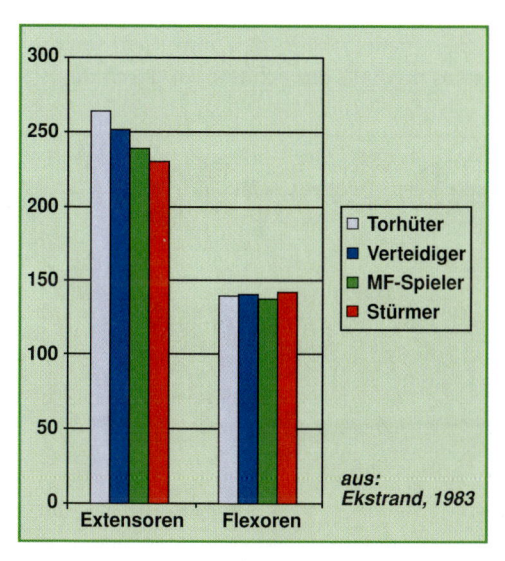

Abb. 1-18 Auf Spielerpositionen bezogene Kraftverhältnisse der Kniestrecker- und Kniebeuger (nach EKSTRAND et al. 1983)

50 bis 60° Kniebeugung möglich ist) nicht möglich ist. Der Beginn der Absprungbewegungen der Torhüter muss somit ausschließlich von den Knie- und Hüftgelenksstreckern durchgeführt werden und verlangt somit diese **extreme Beuger-Strecker-Ausprägung** als funktionelle Antwort auf die fußballspezifischen Anforderungen in Training und Spiel.

Stürmer hingegen müssen ihren Bewegungsapparat schnellstmöglich beschleunigen und zeigen ein Beuger-Strecker-Verhältnis, das auf eine sehr gut ausgeprägte Ko-Aktivation der Beuger hindeutet und am ehesten den Kraftverhältnissen von Sprintern gleicht.

Empirische Beobachtungen bei der Ausprägung der Quadrizeps-Muskulatur von Fußballern lassen weitere neurophysiologische Überlegungen zur langfristigen Funktionsanpassung zu. Obwohl die Quadrizeps-Kraft am Schussbein von Fußballern stärker ausgeprägt ist als auf der Standbeinseite, zeigen bei der Mehrzahl von Fußballern der Oberschenkelumfang im Bereich der stärksten Ausprägung des M. vastus medialis eher leicht geringere Umfänge. Offensichtlich ist eine unterschiedliche „muskuläre Konfiguration" des Quadrizeps aufgrund stereotyper und langjähriger unterschiedlicher funktioneller Anforderungen (Schussbein mit hohen Anforderungen in der offenen kinetischen Kette im Gegensatz zu Standbein-Anforderungen in der geschlossenen kinetischen Kette) die Adaptationsantwort des Bewegungsapparates. Abbildung 1-19 zeigt bei den abgebildeten Rechtsfüßern teils schon optisch erkennbare Volumendefizite im Bereich des M. vastus medialis (z. B. J. Klinsmann).

Aus neurophysiologischer Sicht erklärt sich eine **„chronische" Insuffizienz des M. vastus medialis am Schussbein** durch die feh-

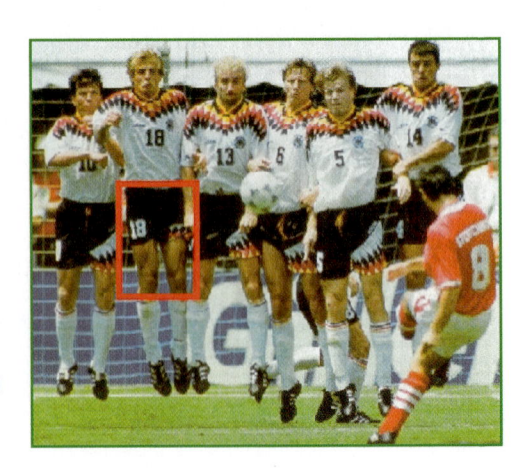

Abb. 1-19 Volumenunterschiede zwischen Stand- und Schussbein (roter Rahmen)

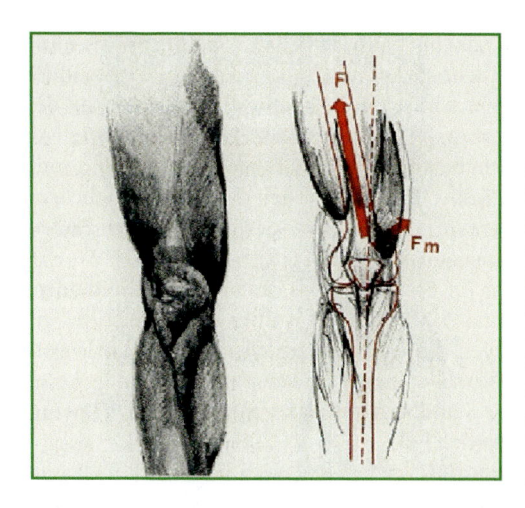

Abb. 1-20 Lateralisierung der resultierenden Quadrizeps-Zugrichtung bei Insuffizienz des M. vastus medialis (aus: WIRHED, 1984, S. 37) [F = resultierende Zugrichtung des Quadrizeps, Fm = Zugrichtung des M. vastus medialis]

lende Notwendigkeit bei Bewegungen in der offenen kinetischen Kette, das Kniegelenk unter Gravitationseinwirkungen bezüglich der Tibia-Rotation gegenüber dem Femur zu stabilisieren. Das dabei langfristig geänderte Innervationsmuster ist für Schussbewegungen geeignet und optimiert. Die Folge ist eine Veränderung der Beiträge der einzelnen Quadrizeps-Muskeln zur resultierenden Quadrizeps-Kraft. Die Insuffizienz des M. vastus medialis bewirkt eine **Lateralisierung des Quadrizeps-Zuges** an der Patella und verändert somit die femurpatellare Gelenkkinematik (Abb. 1-20). Kommt es durch die Lateralisierung zu einer Patellarotation, so wird sich in der Folge die Auflagefläche des retropatellaren Knorpels verändern bzw. verringern und auf Dauer eventuell degenerative Veränderungen beschleunigen. Bei Standbeinbelastungen im Rahmen von Lauf- und Sprintbelastungen hingegen bleibt eher die physiologische intraartikuläre Kinematik erhalten. Degenerative Veränderungen des Femur-Patellar-Gelenks sind somit an der Schussbeinseite statistisch deutlich öfter festzustellen als an der Standbeinseite. Zur Klärung des neurophysiologischen Zusammenhänge sind hierzu zukünftig weitere Forschungen notwendig.

1.3.2 Veränderungen am Standbein

Die bisher beschriebenen Veränderungen am Schussbein legen nahe, dass das jeweilige gegenüberliegende (kontralaterale) Standbein offensichtlich anderen Belastungen bei der Ausführung von Schussbewegungen im Fußball ausgesetzt ist. Dabei ist interessant, dass alle Fußballer relativ unabhängig von ihrem Leistungsniveau die Position ihres Standbeins beim Schießen (Spannstoß oder Innen-/Außen-Seitstoß) sehr exakt einhalten und dadurch immer die gleichen stereotypen mechanischen Belastungsdimensionen auf die Strukturen des Bewegungsapparats einwirken. Um eine erfolgreiche Ballbeschleunigung durch das Durchschwingen des Schussbeins mit entsprechender Impulsübertragung auf den Ball zu ermöglichen, muss das Standbein entsprechend neben den Ball auf den Boden aufgesetzt werden. Dabei fallen zunächst folgende Aspekte auf:

- Fußballer platzieren ihr Standbein mit erstaunlicher Beständigkeit und Präzision nach Möglichkeit immer exakt gleich neben den Ball. Dabei liegen die intraindividuellen Unterschiede von Ballkontakt zu Ballkontakt eines einzelnen Fußballers unter 1 cm!
- Fußballer setzen ihr Standbein jeweils in Höhe des Balls (Bezug Frontalebene) neben den Ball.
- Der **Körperschwerpunkt** wird dabei nach außen in Richtung Standbein verlagert (meist über das linke Kniegelenk über sogar noch weiter nach außen/lateral).
- Der **seitliche Abstand des Standbeins zum Ball** (Abb. 1-21, Strecke 1) kann interindividuell von Spieler zu Spieler deutlich variieren. Trotz dieser deutlichen Unterschiede werden dann jedoch die jeweiligen individuellen Lösungen und Bewegungsabläufe dann mit hoher Präzision (intraindividuelle Konstanz) durchgeführt. Je weiter jedoch das Standbein neben den Ball gesetzt wird, umso stärker fällt die Lateralisierung des Körperschwerpunktes aus. Die jeweiligen Gelenke des linken Becken-Bein-Achse müssen diese Position stabilisieren und kompensieren, was im Laufe

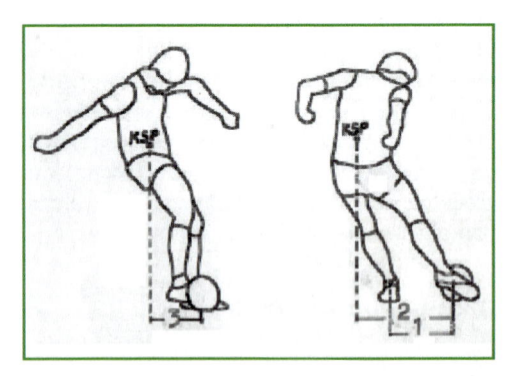

Abb. 1-21 Ansicht Spannstoß in Frontal- und Sagittalebene (1: seitlicher Abstand des Standbeins zum Ball, 2: seitlicher Abstand des Balls zur Projektion des Körperschwerpunktes (KSP); 3: Abstand des Standbeins vom Ball in der Sagittalebene)

1.3 Anpassungen des Bewegungsapparates

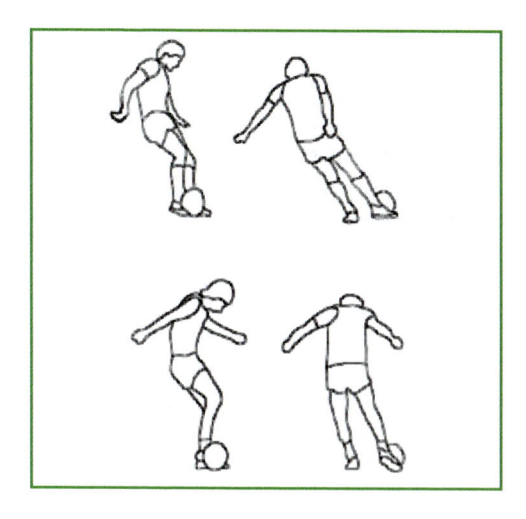

Abb. 1-22 Lateralisierte Standbeinachse

der Zeit dann auch in entsprechenden Veränderungen münden wird. Am auffälligsten sind diese seitenspezifischen Veränderungen im Bereich des oberen Sprunggelenks zu erkennen. Je stärker die Lateralisierung der Becken-Bein-Achse, desto größer werden Lateral- und Scherkräfte im Bereich der Fußgelenke ausfallen und hier langfristig Anpassungen/Adaptationen auch ohne Verletzungen und/oder Traumatisierungen provozieren. Diese Veränderungen zeigen sich dann nicht nur bei den stereotypen Schussbewegungen, die während des Trainings oder des Spiels durchgeführt werden. Die Veränderungen zeigen sich dann vielmehr auch bei normalen Gang-/Laufbelastungen und dokumentieren die Veränderungen der gesamten Becken-Bein-Achse. Je nach individueller Prädisposition des einzelnen Spielers werden diese Veränderungen individuell die betroffenen biologischen Strukturen des jeweiligen Fußballers betreffen.

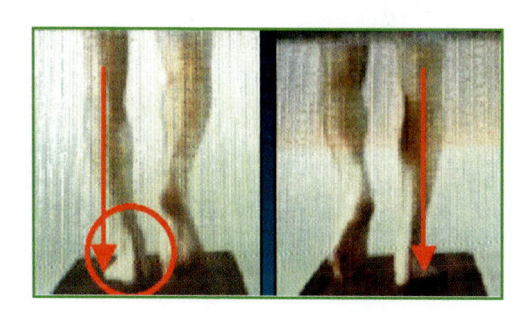

Abb. 1-23 Lateralisierte Standbeinachse bei Laufbelastungen

1.3.3 Anpassungen der Becken-Bein-Achse

Die oben erwähnten neurophysiologischen Veränderungen der Standbein- sowie Schussbeinseite mit den muskulären Anpassungen an die entsprechenden Anforderungen haben auch Veränderungen der gesamten Lenden-Becken-Hüft-Region zur Folge.

Die dominante Schussbeinmuskulatur mit stärkerem Quadrizeps und stärkeren Hüftbeugern (hier speziell M. iliopsoas) bewirkt schussbeinseitig eine Kippung des Beckens nach hinten (Ilium posterius). Um in der Folge langfristig eine stabile Lage des Körperschwerpunkts zu gewährleisten und zu erhalten, kommt es auf der entgegengesetzten (kontralateralen) Seite zu einer Steilstellung oder einem Kippen des Beckens nach vorn (Ilium anterius). Zusätzlich findet sich oft eine reduzierte Beweglichkeit im Kreuz-Darmbein-Gelenk (Iliosakral- oder Sakroiliakal-Gelenk) der Schussbeinseite. Die seitenunterschiedliche Beweglichkeit in Kombination mit der Hüftverwringung lässt nun die Standbeinachse länger erscheinen und führt zu einem **funktionellen Beckenschiefstand.**

Zusätzlich kommt es zur Übertragung der neuen Belastungssituationen auf die Strukturen der Lendenwirbelsäule. Dabei können bei Fußballern oft aufgrund der Beckenneigung der Schussbeinseite nach hinten eine **Rechtsrotationsstellung der Lendenwirbelsäule** (aufgrund der Zugerhöhung an den iliolumbalen Bändern) festgestellt werden. Diese Hüftverwringung kann verschiedenste negative

Schussbein-Adaptionen	Standbein-Adaptationen
➢ Ilium post. & inflare ➢ ISG hypomobil	➢ Ilium steil & outflare ➢ ISG norm
➢ Tractus iliotibialis ➢ M. vastus med. ⇓ ➢ Patella-Dyskinesie	➢ Knievalgisation ⇑ ➢ Leistenprobleme ➢ Adduktoren? (viszerale Ursachen)
➢ Mobilität plantar/dorsal ⇓ ➢ Supinatoren exz./KA ⇓ ➢ Supinationsstellung	➢ Fußaußenrotation ⇑ & Hyperpronation ➢ Ansatzprobleme plantar ➢ Pronationsstellung

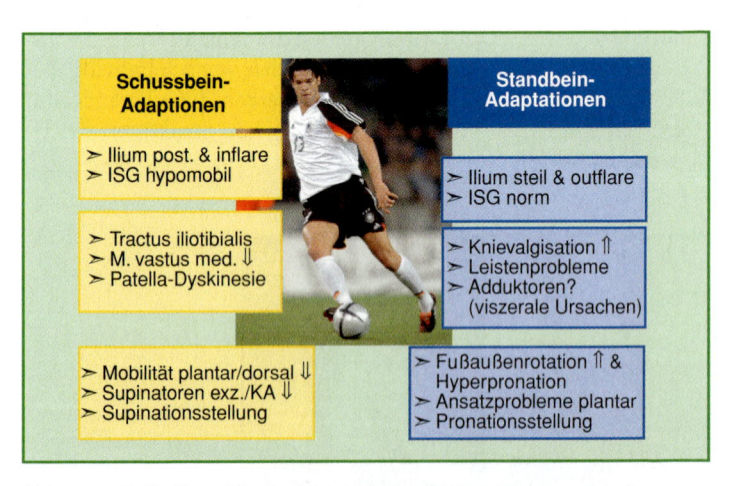

Abb. 1-24 Fußballspezifische Adaptationen des Bewegungsapparates

Auswirkungen auf unterschiedliche Strukturen des Bewegungsapparates zur Folge haben und sollte von den betreuenden Sportphysiotherapeuten beachtet werden.

Sportphysiotherapeutische Aspekte der Becken-Bein-Achse
Aus den vorangegangen Darstellungen fußballspezifischer Anpassungserscheinungen am Bewegungsapparat wird deutlich, dass beim Fußballer bei allen Gelenken der unteren Extremität mit Veränderungen und seitenspezifische Anpassungen zu rechnen ist. Je nach individueller Präposition werden diese Veränderungen individuell unterschiedlich stark zum Tragen kommen und eventuell Probleme auslösen.

Je nach Primärursache unterscheiden wir nunmehr so genannte **aufsteigende Ursachen-Folge-Ketten** von **absteigenden Ursachen-Folge-Ketten.** Dies bedeutet, dass Fehlfunktionen in den Fußgelenken im Sinne von aufsteigenden Ursachen-Folge-Ketten in der Folge auch Veränderungen in den darüber liegenden Gelenken der Becken-Bein-Achse nach sich ziehen werden und umgekehrt. Der Organismus wird versuchen, die Veränderungen so zu gestalten, dass die oft benötigten Bewegungsstereotypen (wie z. B. Spannstoßbewegungen) ökonomisch durchgeführt werden können und gleichzeitig negative Folgen der Anpassungserscheinungen für die einzelnen betroffenen Gelenke in Grenzen gehalten werden.

Hierbei kommt dem **Kniegelenk** bei der Betrachtung der gesamten Becken-Bein-Achse eine Sonderrolle zu. Aufgrund der genialen Bauweise und sehr komplexen Funktionsmöglichkeiten werden Veränderungen sowohl von aufsteigenden als auch von absteigenden Ursache-Folge-Ketten im Kniegelenk zu Veränderungen führen. Damit steigt auch die Wahrscheinlichkeit, dass Strukturen des Kniegelenks durch die intendierten Veränderungen überlastet werden und auch ohne Traumatisierung nicht mehr in ihren ursprünglichen „point of balanced tension" zurückgeführt werden können. Die Sportphysiotherapie verfügt über bestimmte Techniken, um beim Fußballer wieder die alte Funktions- und Leistungsfähigkeit zu erreichen bzw. wieder herzustellen. Diese Aufgabenstellung nimmt im Leistungsfußball einen immer höheren Stellenwert ein und wird in Kapitel 3.1 näher beschrieben.

2 Das Betreuungsteam

HELMUT HOFFMANN

Die Sicherung des Mannschaftserfolgs ist im Fußball das Ziel und die Aufgabe der jeweiligen Vereine. Im professionellen Fußball steht dieser Erfolg im unmittelbaren Zusammenhang mit der wirtschaftlichen Überlebensfähigkeit der Vereine und hat höchste Priorität bei allen Aktivitäten des Managements. Ein entscheidender Aspekt der Erfolgssicherung ist die Entwicklung, Realisierung und Erhaltung der Leistungsfähigkeit der einzelnen Spieler und somit der gesamten Mannschaft. Zu diesem Zweck wurden im Lauf der Zeit immer komplexere Betreuungskonzepte entwickelt, die eine stetige Erweiterung des Betreuungsteams nach sich zogen. Im Folgenden sollen kurz wichtige Aspekte des Betreuungsteams erläutert werden.

Zur Optimierung der Leistungsfähigkeit und damit des Erfolgs einer Fußballmannschaft entwickelten sich in den letzten Jahren unterschiedlich gewichtete Betreuungskonzepte. Neben fußballspezifischen Erfahrungen und Erkenntnissen fließt zunehmend auch das Know-how anderer professionell betriebener Sportarten in die jeweiligen Überlegungen ein – es wird auch über den „Fußball-Tellerrand" hinaus geschaut. Es würde zu weit führen, alle existierenden Betreuungskonzepte hier zu beschreiben, allen Konzepten ist jedoch gemeinsam, dass sie auf einer **interdisziplinären Zusammenarbeit unterschiedlicher Berufsgruppen** basieren.

Der Entwicklung auf dem Betreuungssektor im Fußball trägt auch der Umfang und die Zusammensetzung des Betreuungsteams Rechnung. Gehörten bei der Weltmeisterschaft 1974 zum Betreuungsteam der Nationalmannschaft lediglich vier Personen, ein Mannschaftsarzt, ein Masseur, ein Zeugwart sowie ein Koch, so umfassen den Betreuungsstab der heutigen Nationalmannschaft insgesamt 10 Personen (3 Physiotherapeuten, 1 Masseur, 3 Ärzte, 1 Psychologe sowie 1 Zeugwart und 1 Koch)

Besonders deutlich zeigt sich der Wandel der Betreuungskonzeptionen in der medizinischen Abteilung. Der medizinische und physiotherapeutische Fortschritt führte zu einer Spezialisierung und damit einer Erweiterung des Betreuerstabes innerhalb der medizinischen

Abteilung. Diese Entwicklung hat in den späten 70er- und frühen 80er-Jahren begonnen. Waren bis zu diesem Zeitpunkt lediglich der Mannschaftsarzt mit einem Masseur auf der Ersatzbank zu finden, so entdeckten zunehmend mehr Krankengymnasten und Physiotherapeuten innerhalb einer Fortbildung und Weiterqualifikation zum Sportphysiotherapeuten (mit festgelegtem Curriculum des DSB für die Betreuer der olympischen Sportarten) ihr Interesse an der Betreuung von Fußballmannschaften.

Ein weiterer Meilenstein und Anstoß zur Weiterentwicklung kam von den für die Rehabilitation nach Sportverletzungen zuständigen **Kostenträgern** (Verwaltungs-Berufsgenossenschaft) Mitte der 80er-Jahre. Mit Einführung der Bundesliga waren durch die damit verbundene Professionalisierung die jeweiligen Lizenz-Fußballspieler gemäß dem Sozialgesetzbuch (SGB V) wie jeder Arbeitnehmer gesetzlich unfallversichert. Nach Arbeitsunfällen (bei Fußballprofis also Verletzungen während des Trainings oder während des Spiels) übernimmt die Verwaltungs-Berufsgenossenschaft (VBG) die Zahlung des entsprechenden Krankengeldes, bis der Spieler wieder „arbeitsfähig" – sprich trainings-/spielfähig – ist.

Da die „normale" Rehabilitation im Rahmen der üblichen Heilmittelversorgung bis zur Wiederherstellung der Arbeitsfähigkeit sehr lange Fehlzeiten (und damit aus Sicht der VBG auch lange und teure Krankengeldzahlungen) bei unzureichender Leistungsfähigkeit nach sich zogen, wurde ein Konzept zur Realisierung komplexer Therapiestrategien von der VBG entwickelt. Im Rahmen dieser so genannten **Erweiterten Ambulanten Physiotherapie** (EAP) wurde dem besonderen Behandlungsziel einer schnellstmöglichen Wiederherstellung der Arbeitsfähigkeit – und hier speziell bei Fußballprofis der Trainings- und damit verbunden körperlichen Leistungsfähigkeit mit der Integration von „Trainingsspezialisten" in das Betreuungs-/Behandlungsteam (Sportlehrer mit Zusatzausbildung in Orthopädie und Rehabilitation) – Rechnung getragen (Abb. 2-1). Konsequenterweise wurden auch zeitgleich interdisziplinäre Weiterbildungsmaßnahmen verbindlich für die vertretenen Berufsgruppen eingeführt und etabliert. In Tabelle 2-1 werden die Versorgungszuständigkeiten und deren Betreuungskonzepte (welcher Behandlungsumfang wird von wem geleistet) im Amateur- und im Profibereich gegenübergestellt.

Tab. 2-1 Gegenüberstellung der Versorgungskonzepte nach Verletzung im Amateur- und im Profifußball

	Fußball-Amateurbereich	Fußball-Profibereich
Versichert über (Kostenträger)	Krankenkasse Landessportbund	Verwaltungs-Berufsgenossenschaft
Behandlungsumfang	Im Rahmen der Heilmittelversorgung	Erweiterte Ambulante Physiotherapie
Beteiligte Berufsgruppen	Niedergelassener Arzt Physiotherapeut Masseur	D-/H-Arzt EAP-Physiotherapeuten EAP-Masseure EAP-Sportlehrer
Absicherung bei Verletzungen	Krankengeld	Krankengeld
Absicherung bei Berufsunfähigkeit	Nein	Ja

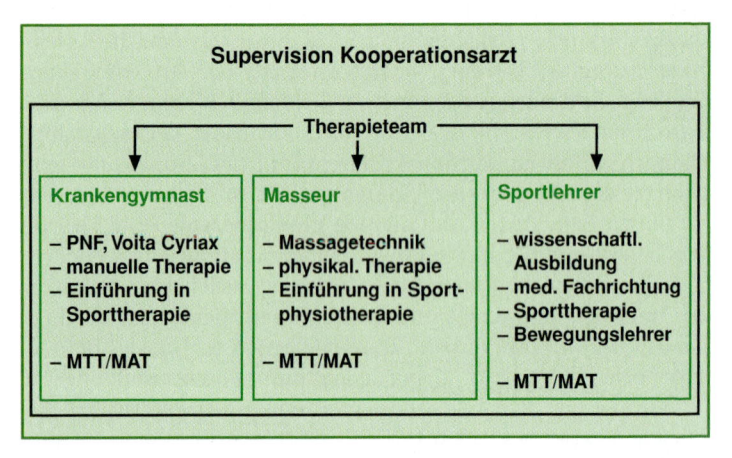

```
                    Supervision Kooperationsarzt
                    ┌────────────────────────────┐
                    │        Therapieteam        │
                    ▼           ▼                ▼
        ┌──────────────┐ ┌──────────────┐ ┌──────────────────┐
        │Krankengymnast│ │   Masseur    │ │   Sportlehrer    │
        │              │ │              │ │                  │
        │–PNF, Voita   │ │–Massage-     │ │–wissenschaftl.   │
        │ Cyriax       │ │ technik      │ │ Ausbildung       │
        │–manuelle     │ │–physikal.    │ │–med. Fachrichtung│
        │ Therapie     │ │ Therapie     │ │–Sporttherapie    │
        │–Einführung in│ │–Einführung in│ │–Bewegungslehrer  │
        │ Sporttherapie│ │ Sportphysio- │ │                  │
        │              │ │ therapie     │ │                  │
        │–MTT/MAT      │ │–MTT/MAT      │ │–MTT/MAT          │
        └──────────────┘ └──────────────┘ └──────────────────┘
```

Abb. 2-1 Betreuungsteam und Zusatzqualifikationen im Rahmen der erweiterten ambulanten Physiotherapie (EAP)

Abbildung 2-2 zeigt eine Auswahl verschiedener „Brennpunkte" bzw. die damit vertretenen Berufsgruppen, die heute im Leistungsfußball international etabliert sind. Das in diesem Buch dargestellte Modell berücksichtigt aus sportphysiotherapeutischer Sicht alle Berufsgruppen, die zur Erhaltung, Entwicklung bzw. Optimierung der Leistungsfähigkeit der einzelnen Spieler entsprechende Beiträge leisten können und die dem verantwortlichen Cheftrainer gemeinsam zuarbeiten können.

Der **Mannschaftsarzt** steht als letztlich Verantwortlicher für die Gesundheit und Leistungsfähigkeit der einzelnen Spieler im Mittelpunkt des Konzepts. Er sollte die einzelnen Aktivitäten der beteiligten Akteure managen und regeln. Er baut sein „Betreuungs-Netzwerk" auf und steht idealerweise mit allen Betreuern in ständigem Kontakt und ist die Vertrauensperson der einzelnen Spieler.

Zusätzlich ergibt sich im alltäglichen Training weiterer Kommunikationsbedarf zwischen den jeweiligen Spezialisten der verschiedenen Betreuungsebenen. Der **Dopingspezialist** beispielsweise muss mit dem Mannschaftsarzt, den Physiotherapeuten, dem Koch u. a. in ständigem Kontakt stehen und diese komplexe und in stetem Wandel befindliche Problematik im Sinne der einzelnen Spieler sowie des Vereins bearbeiten.

Der **Zeugwart** steht in engem Kontakt mit dem Mannschaftsarzt sowie bei Bedarf mit einem Orthopädie-Schumacher und den jeweiligen Ausrüstern (vgl. Kap. 8).

Die Komplexität der Beziehungs- und Interaktionsmöglichkeiten macht die Notwendigkeit gut funktionierender Kommunikationsströme sowie die Notwendigkeit systematisierter und gut eingespielter Verantwortungs- und Entscheidungskompetenzen deutlich.

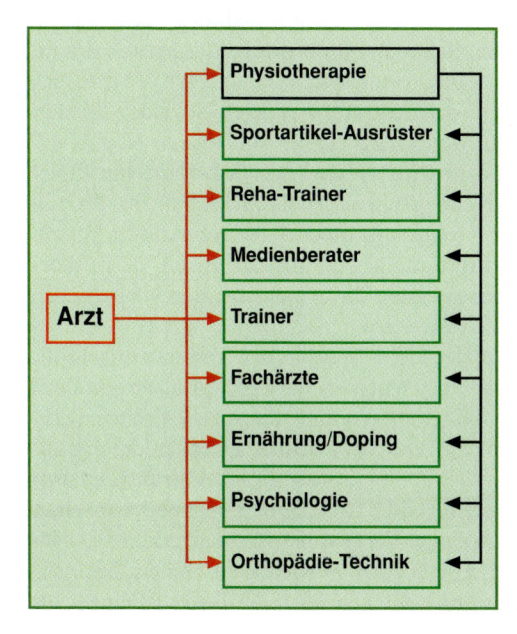

Abb. 2-2 Strukturmodell Betreuungsteam

3 Vorbereitung auf Training und Spiel

Die Anforderungen des Fußballs erfordern bei einer adäquaten Vorbereitung durch das interdisziplinäre Betreuungsteam die Beachtung einer Vielzahl von Aspekten, um die Leistungsfähigkeit einer Mannschaft – durch eine Optimierung der Leistungsfähigkeit der jeweiligen einzelnen Spieler – zu vervollkommnen. Hierzu sollen in diesem Kapitel eher langfristige sportphysiotherapeutische Therapiestrategien zur Entwicklung und Erhaltung der Leistungsfähigkeit des Bewegungsapparates der Spieler von Maßnahmen der unmittelbaren Vorbereitung auf Training und Spiel unterschieden werden.

3.1 Mittel- und langfristige Therapiestrategien

KLAUS EDER

Zum Aufgabenbereich der medizinischen Abteilung (Mannschaftsarzt, Physiotherapeuten, Reha-/Konditionstrainer, Betreuer, Ernährungsberater Psychologe etc.) einer Mannschaft gehört die optimale mittel- und langfristige Vorbereitung eines jeden einzelnen Spielers auf die Anforderungen des Spiels. Hierzu sind die in Kapitel 1.2 dargestellten fußballspezifischen Anpassungen jedes einzelnen Spielers zu beachten und entsprechend zu berücksichtigen. Um im Verlauf einer Spielsaison (oder sogar noch darüber hinaus im Verlauf einer Einzelkarriere) die optimale Leistungsfähigkeit zu gewährleisten bzw. zu erreichen, müssen die entsprechenden körperlichen Voraussetzungen erarbeitet werden.

Unter Berücksichtigung der fußballspezifischen Anforderungsprofile mit den entsprechenden stereotypen Bewegungsmustern kommt es durch hohe rotatorische Komponenten, die auf die Becken-Bein-Achse einwirken, häufig zu Fehl- bzw. Überbelastungen der arthroligamentären, myofascialen und neuromeningealen Strukturen. Wir unterscheiden eine **aufsteigende** Ursachen-Folge-Kette von einer **absteigenden Ursachen-Folge-Kette** (aufsteigende Ursachen-Folge-Kette: Fehlfunktionen in z. B. den Fußgelenken ziehen Veränderungen in den darüber liegenden Gelenken der Becken-Bein-Achse

3.1 Mittel- und langfristige Therapiestrategien

nach sich; absteigende Ursachen-Folge-Kette: Fehlfunktionen ziehen Veränderungen in den darunter liegenden Strukturen nach sich).

Normalerweise ist unser Gewebe viskoelastisch, d. h. dass es nach einer Bewegung wieder in seine Ausgangsposition zurückkehrt. Durch die extrem hohen mechanischen Belastungen im Fußball, wo schnelle Sprints, plötzliche Stopps oder rasche Richtungswechsel unbedingt erforderlich sind und eine primäre Leistungsvoraussetzung darstellen, ist die Reversibilität häufig nicht mehr gegeben, weil die Elastizität gegenüber der Viskosität in den Hintergrund rückt. Das bedeutet, dass ein Gelenk wie z. B. das Iliosakralgelenk nicht mehr vollständig in seine „Ruheposition" zurückkehrt. Der Körper ist dann gezwungen, mittel und langfristig ein adaptives (angepasstes) Haltungsmuster zu installieren, weil er immer darauf bedacht ist, die Bewegung unter der Schmerzgrenze ablaufen zu lassen.

Genauso reagiert er nach einer Verletzung. Verstaucht sich z. B. jemand den Fuß (Supinations- oder Inversionstrauma), wird er seine Becken-Bein-Achse (BBA) so einstellen, dass er relativ schmerzfrei gehen (humpeln) kann. Dies führt zwangsläufig zu Stressreaktionen an den Strukturen der Becken-Bein-Achse. Um die schmerzfreie

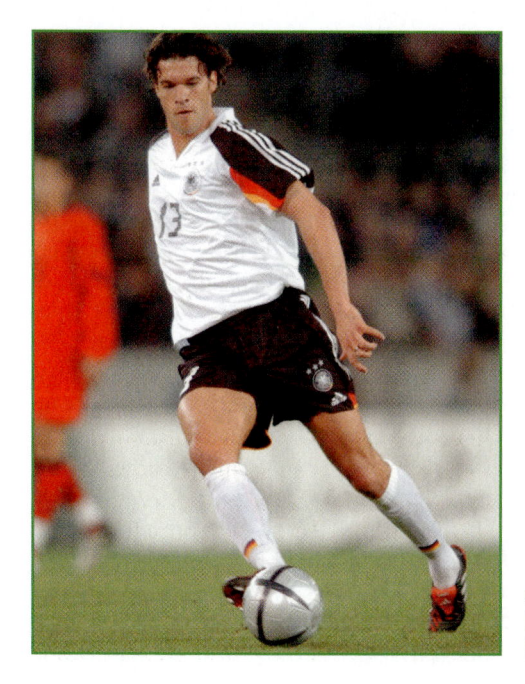

Abb. 3-1 Becken-Bein-Achse des Fußballers

Position aufrecht zu erhalten, bedient sich der Körper seines „myofascialen Systems", indem er jene Muskeln überprogrammiert, die ihn sich schmerzfrei bewegen lassen und andere, die in den Schmerz bewegen, werden gehemmt.

Da in diesem Buch aufgrund unserer langjährigen Erfahrungen bei der Betreuung von Fußballspielern überwiegend die Dysfunktionen der Becken-Bein-Achse besprochen werden, möchte ich ausdrücklich darauf hinweisen, dass die untere Extremität zu den wichtigsten Strukturen eines Fußballspielers gehören. Die unteren Extremitäten stellen das Fundament für den Rumpf dar.

Bezugnehmend auf die aufsteigende Ursachen-Folge-Kette können solche Störungen im Fuß und/oder Knie (wichtigste transversale Ebenen des Körpers) nicht nur Stauungen in den Extremitäten mit lokalen und systemischen Folgen herbeiführen. Ein weiterer wichtiger Aspekt ist die Verschaltung der myofascialen Ketten einerseits untereinander und andererseits mit der LWS (thorakolumbale Faszie, Fascia glutaea, Fascia lata). So kann eine in Dysfunktion stehende Fascia poplitea einen „Lumbago" initiieren. Ebenso können sich dadurch die viszeralen Strukturen unphysiologisch verändern. Durch die adaptiven Haltungsschemata können z. B. Arrhythmien am Herzen durch eine Irritation des N. vagus oder Atemnot durch Dysfunktion des respiratorischen Diaphragmas (N. phrenicus) auftreten.

Neben den mechanischen Störungen, kommt es auch zur **Störung der Zirkulation** der interstitiellen Flüssigkeiten, die neben der arteriellen und venösen Zirkulation eine wichtige Ernährungsfunktion besitzt. Diese Flüssigkeit sorgt für ein reibungsloses Gleiten zwischen den myofascialen sowie neuromeningialen Strukturen (Glucosaminoglykane). Durch den respiratorischen Mechanismus wird die „Liquidpumpe" aufrechterhalten. Durch Hypertonie- oder Verklebungen in den myofascialen Schichten und/oder Diaphragmen wird diese Zirkulation gestört. Ursache und Folge wäre eine **Hypoxie** (Mangelernährung) und somit Schmerz in den Geweben.

Lokalisiert sind solche Störungen häufig an den **Diaphragmen** wie z. B. dem respiratorischen Diaphragma (Zwerchfell), dem Diaphragma pelvicum und dem Diaphragma urogenitale (Beckenboden), dem Kniediaphragma (Fascia poplitea) sowie dem Fuß-Diaphragma (Plantarfaszie).

Dies erfordert vom Physiotherapeuten die Fähigkeit zur Untersuchung und Behandlung der oben genannten Veränderungen an den betroffenen biologischen Strukturen. Selbst dann sind häufig mehrere Arbeitsgänge erforderlich, um diese somatischen Dysfunktionen zu korrigieren. Beispielhaft sind typische fußballspezifische

Dysfunktionen und die dazu notwendigen therapeutischen Maßnahmen in den folgenden Kapiteln dargestellt.

3.2 Tapen und Kinesiotaping

Klaus Eder

3.2.1 Tapen

Im Rahmen der direkten Vorbereitung auf Training und Wettkampf stellt das adäquate Anlegen funktioneller Tapes (mit prophylaktischem und/oder therapeutischem Schwerpunkt nach Verletzungen) einen wichtigen Aufgabenbereich des betreuenden Therapieteams dar. Neben der Darstellung grundsätzlicher Aspekte funktionellen Tapings in der Physiotherapie wird im Folgenden der Schwerpunkt auf die detaillierte Darstellung und Kommentierung der einzelnen Phasen sowie auf praktische Tipps und Hinweise gelegt. Im Rahmen dieser Ausführungen sollen lediglich die wichtigsten grundsätzlichen Aspekte kurz zusammengefasst werden, die es beim Anlegen von prophylaktischen wie therapeutischen Verbänden zu beachten gilt. Zur weiteren und vertieften Lektüre sei auf die einschlägige Literatur verwiesen.

Indikationen/Kontraindikationen

Die wichtigsten Indikationen sind in Tabelle 3-1 zusammengestellt: Zu den wichtigsten **Kontraindikationen** gehören in erster Linie:
- komplette Muskelrisse
- Frakturen sowie
- Hautallergien.

Tab. 3-1 Die wichtigsten Indikationen für das Tapen im Fußball

Posttraumatische Indikationen	Postoperative Indikationen
Muskelfaserrisse	zum Schutz des Regenerats bei gelenknahen Operationen (rehabilitativer Verband)
partielle Risse an Sehnen, Bändern und Kapseln	im Anschluss an postoperative totale Immobilisation am Bewegungsapparat
degenerative Prozesse wie z.B. • Patellakorrektur • Spreiz- und Senkfüße • schwacher Kapsel-Band-Apparat	frühfunktionelle postoperative Nachbehandlung (evtl. in Kombination mit Braces)

Vorbereitung der Materialien

- Wundbenzin zum evtl. Reinigen der Haut
- bei Bedarf Sprühkleber zur besseren Adhäsion zwischen Haut und Verband (vor allem bei starker Schweißresektion); nicht obligatorisch;
- Heel- und Anklepads
- Verbandschere
- Einmalrasierer (bei starker Behaarung)
- Unterzugbinden zum Hautschutz
- evtl. Schaumgummiprotektoren
- Tape in geeigneter(n) Breite(n).

Lagerung des Patienten

Die Patienten sollten – je nach Zielsetzung des Verbandes – in der jeweiligen aktuellen **Ruhestellung** oder der entsprechenden **Funktionsstellung** des Gelenkes gelagert werden.

Nachbereitung der Haut

Wurde beim Anlegen des Verbandes zum besseren Halt Sprühkleber verwendet, empfiehlt es sich, Reste des Klebers mit Hilfe von speziellem „Tape-Remover" (vgl. Inhalte Sportkoffer) oder Wundbenzin zu entfernen. Zur Wiederherstellung und Erhaltung des Säureschutzmantels der Haut und deren Fett- und Feuchtigkeitsgehalt die Haut anschließend mit unparfümierter Hautcreme versorgen.

Beispiel: Tapen des oberen Sprunggelenks

Die folgende tabellarische Auflistung zeigt Step by Step die entsprechenden Phasen des Tapens mit Abbildungen und dazugehörigen Hinweisen und Erklärungen. Die Vorbereitung erfolgt immer gleich durch die Phasen 1 bis 3:
- Phase 1: Anlegen der Protektoren
- Phase 2: Vorbereitung mittels Unterzugbinde
- Phase 3: Anlegen der Anker

Es folgt dann die Schilderung der folgenden drei speziellen **Tapevarianten:**
- Funktionsspezifische Phasen des therapeutischen Stabilisationstapes
- Funktionsspezifische Phasen des prophylaktischen „3-Streifen-Tapes"
- Funktionsspezifische Phasen des Syndesmosen-Stabilisationstapes.

Vorbereitungsphasen 1 bis 3
Phase 1: Anlegen der Protektoren

Zunächst werden Protektoren zum Schutz gegen Einschnürungen an Achillessehne und Fußrist angelegt (Materialempfehlung: Microfoam®)

Zusätzlich können Schaumgummiprotektoren (Materialempfehlung: kaschierter Schaumgummi z. B. Artifoam) zur Anwendung kommen.

Laterale Protektoren (U-Form, Abb. 3-2) sollen die folgenden Aufgaben erfüllen:
- als Medikamententräger (Flüssigkeiten und/oder Salben geeignet) nach frischen stumpfen Traumen (z. B. im Bereich des Fußaußenrandes nach Supinations- oder Inversionstraumen)
- als „Kulissenfüller" zum Kaschieren exponierter Stellen (z. B. lateraler Malleolus), um die Stabilität des Tapes zusätzlich zu erhöhen.

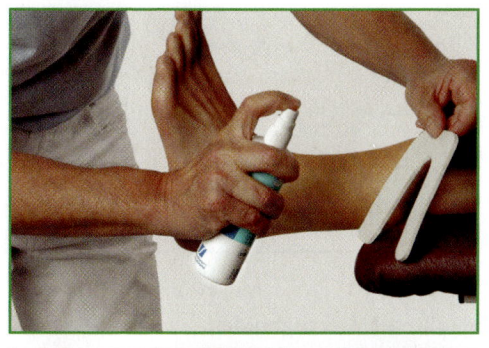

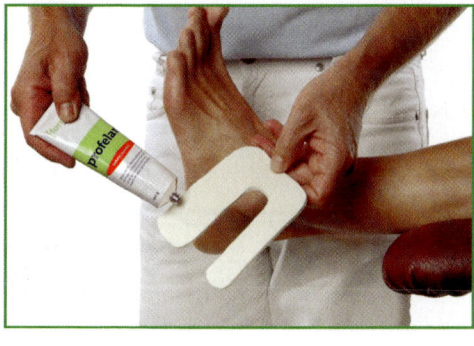

Abb. 3-2 Laterale Protektoren

Mediale Protektoren (L-Form, Abb. 3-3) im Bereich des medialen Malleolus sollen:
- eine Ödem- oder Hämatomausbreitung von lateral nach medial verhindern
- als Medikamententräger nach Eversionstraumen fungieren
- als „Kulissenfüller" medial prominenter Strukturen dienen.

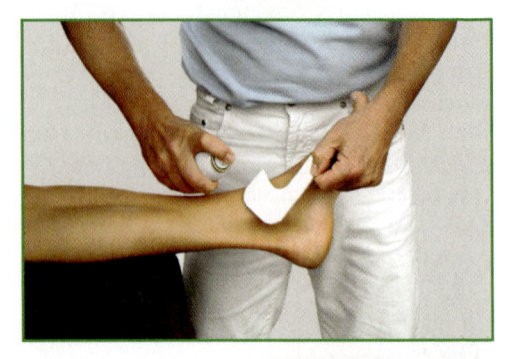

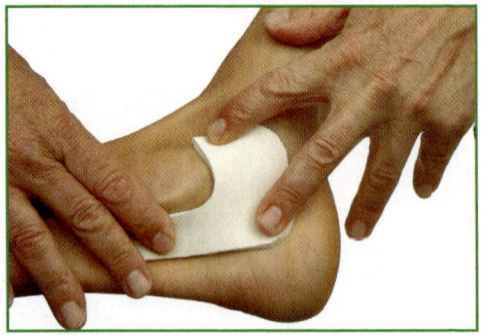

Abb. 3-3 Medialer Protektor

Phase 2: Vorbereitung mittels Unterzugbinde

Abb. 3-4 Nach Anlegen der Protektoren wird eine kohäsive Unterzugbinde (z. B. Gazofix®) angelegt. Diese dient vor allem als Hautschutz sowie zur korrekten Fixierung der Schaumgummiprotektoren

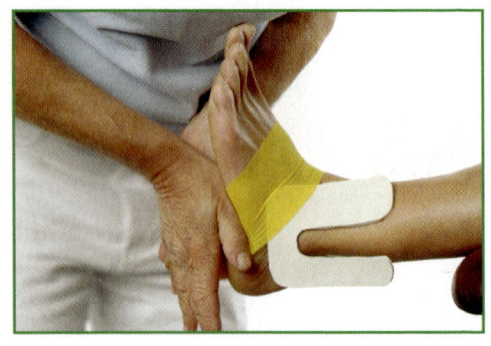

3.2 Tapen und Kinesiotaping

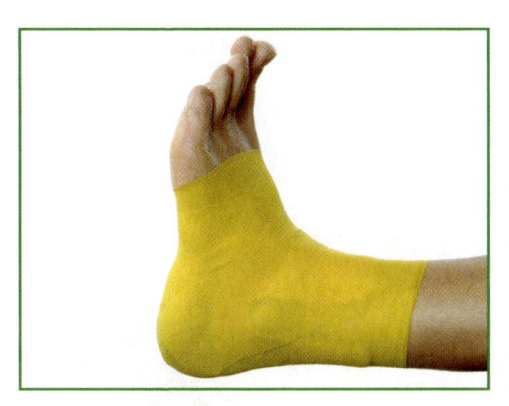

Abb. 3-5 Die Unterzugbinde wird ca. eine Handbreit über dem Außenknöchel appliziert und die Ferse wird explizit mit einbezogen und umwickelt.

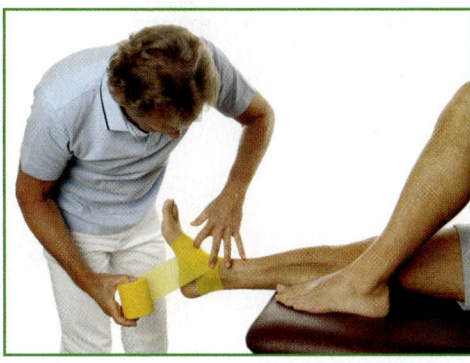

Abb. 3-6 Zur Vorbereitung des Syndesmosentapes sowie des „3-Streifen-Tapes" wird in der Regel auf die U- und L-Protektoren verzichtet und die Unterzugbinde zum Hautschutz lediglich über die Heel- und Anklepads zum Schutz der Achillessehne und des Rists appliziert.
Die Wickelung (mit oder ohne Protektoren) erfolgt von plantar-lateral nach dorso-medial ...

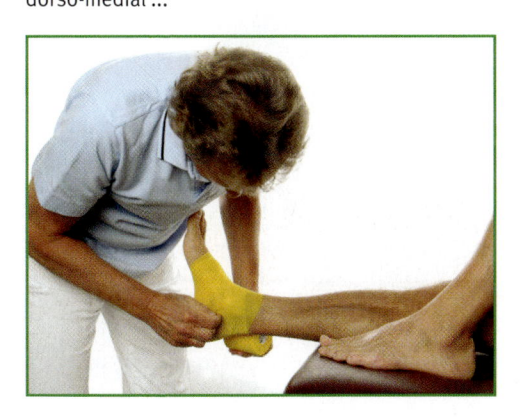

Abb. 3-7 ... und umfasst einmal den Kalkaneus von lateral und einmal von medial ...

43

3 Vorbereitung auf Training und Spiel

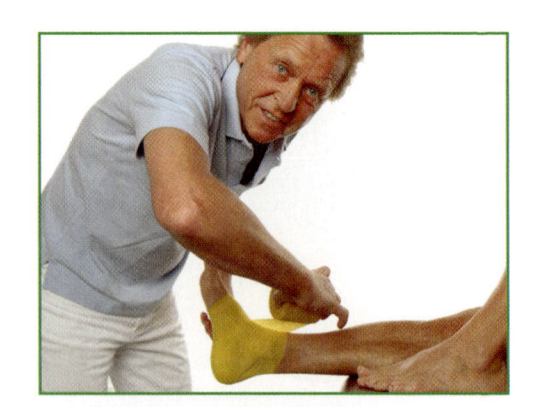

Abb. 3-8 ... sowie einmal von dorsal um die Ferse (zur Vorbeugung eines „Fensterödems").

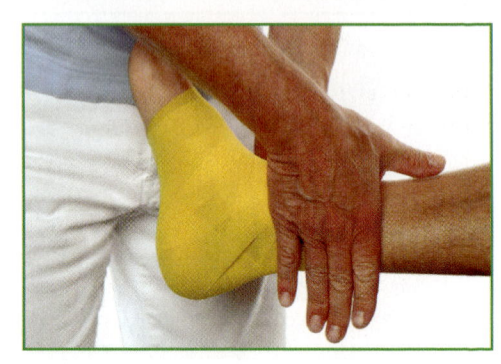

Abb. 3-9 Die Unterzugbinde endet eine Handbreit oberhalb des Außenknöchels mit einer Rundtour.

Phase 3: Anleger der Anker

Abb. 3-10 Anlegen eines proximalen zirkulären Ankers. **Da die Ankertouren zur Fixation der Therapiezügel dienen, werden diese zirkulär ohne starken Zug angelegt. Die Ankertouren werden immer distal und proximal der verletzten Region angebracht.**

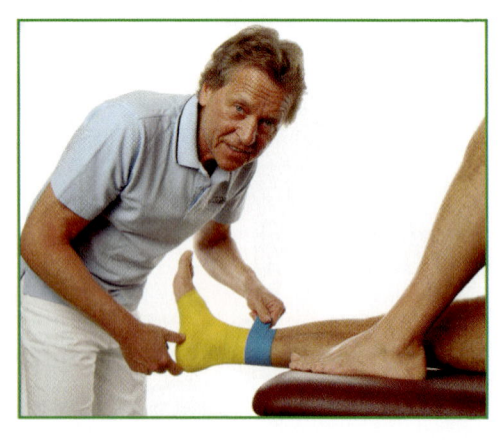

3.2 Tapen und Kinesiotaping

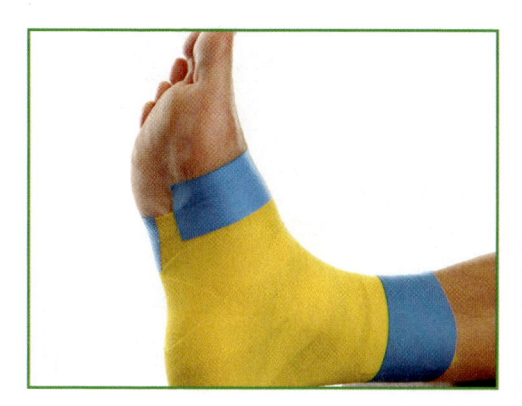

Abb. 3-11 Anlegen eines distalen semizirkulären Ankers. **Der Anker bleibt plantar oder dorsal ca. 1 cm offen!**

Funktionsspezifische Phasen des Sprunggelenks-Stabilisationstapes
Phase 4: Anlegen der therapeutischen Funktionszüge

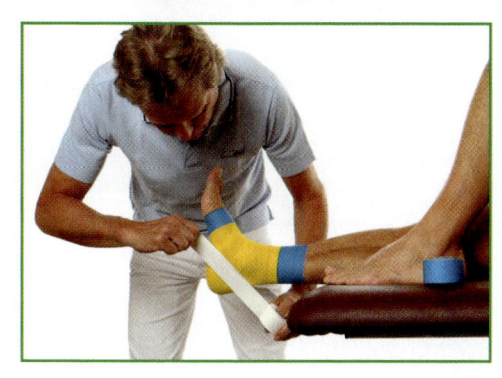

Abb. 3-12 Anlegen eines medialen Therapiezügels vom distalen Anker (plantar) um den lateralen Kalkaneus ...

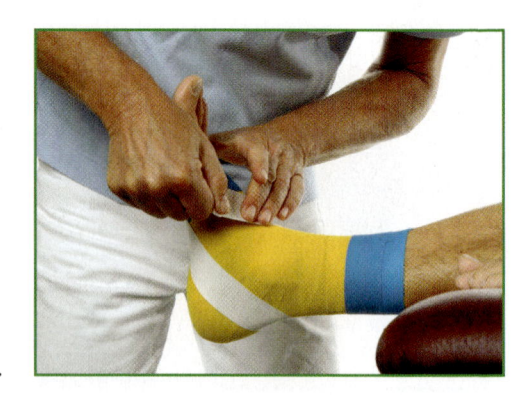

Abb. 3-13 ... um die Achillessehne zum medialen Fußrand ...

Abb. 3-14 ... über den Fußrücken zurück zum distalen Anker (dorsal).
Zielsetzung:
- Verminderung der Valgisierung des Kalkaneus
- Einschränkung des Talusvorschubs

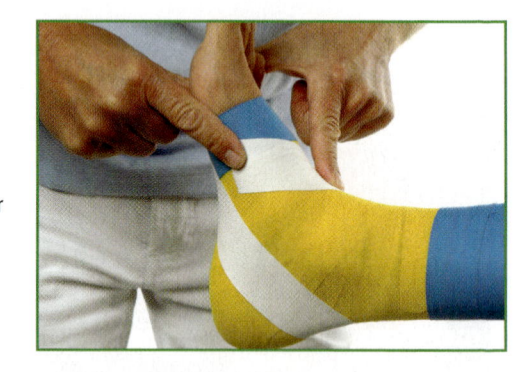

Abb. 3-15 Anschließend wird ein gegenläufiger Zügel von plantar-lateral angelegt, der um die Achillessehne zum medialen Fußrand über den Fußrücken zum dorso-lateralen Anker zieht.
Zielsetzung:
- Limitierung der Varus-Bewegung des Kalkaneus
- Kontrolle des Talusvorschubs.

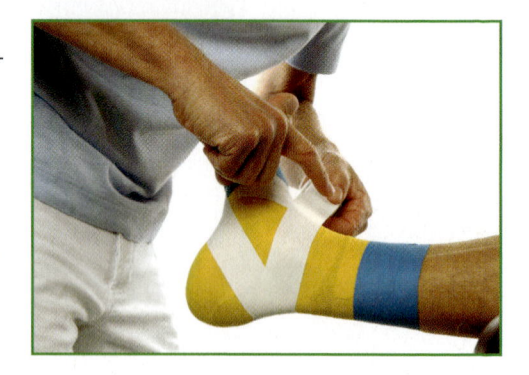

3.2 Tapen und Kinesiotaping

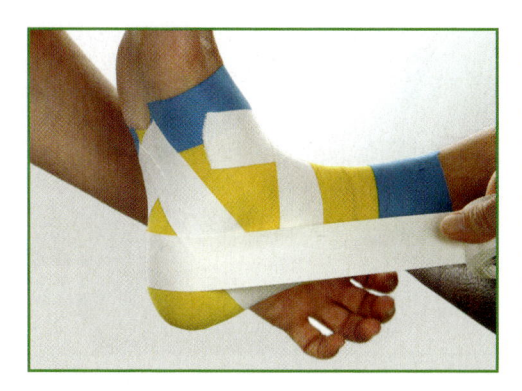

Abb. 3-16 Anlegen des ersten U-Zügels von distal nach proximal (zum proximalen Anker). Ansicht von lateral: dorsales Drittel der Malleolen umfassend.
Die Therapiezügel dürfen die Ankertouren nicht überschreiten!

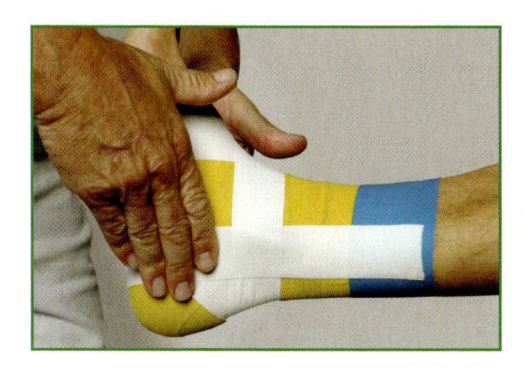

Abb. 3-17 Anmodellieren des ersten U-Zügels von dorsal nach ventral (unteres Drittel der Malleolen umfassend)

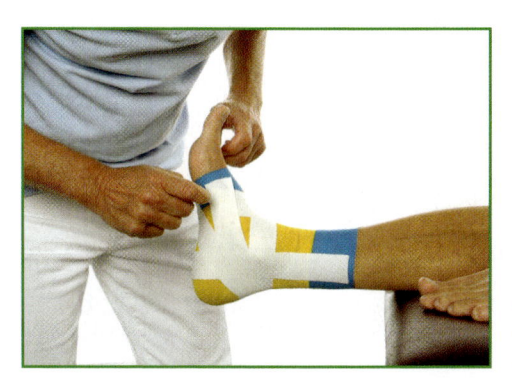

Abb. 3-18 Fixierung des ersten dorsoventralen Zügels

3 Vorbereitung auf Training und Spiel

Abb. 3-19 Anlegen des zweiten U-Zügels von distal nach proximal ca. 1 cm gegenüber dem ersten U-Zügel nach ventral versetzt (über die Malleolenspitzen)

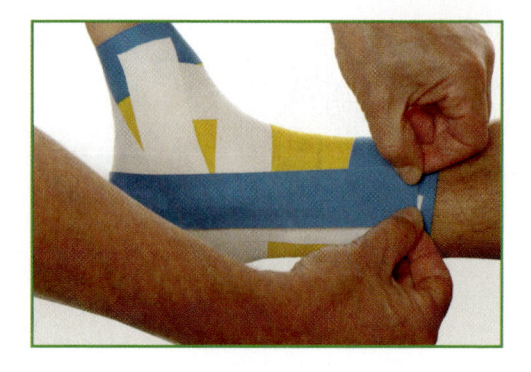

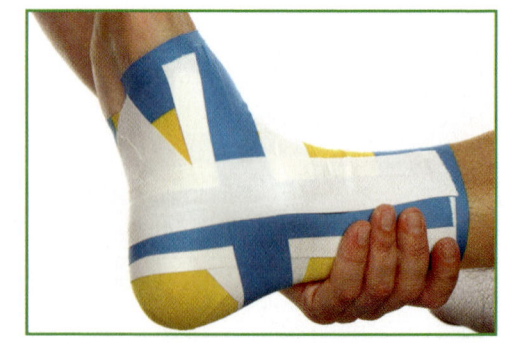

Abb. 3-20 Anlegen des zweiten U-Zügels von dorsal nach ventral ca. 1 cm gegenüber dem ersten U-Zügel nach proximal versetzt (über die Malleolenspitzen)

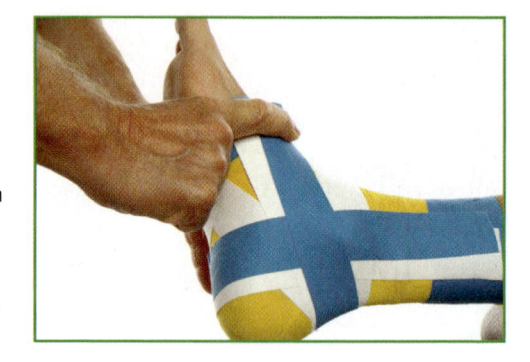

Abb. 3-21 Anlegen des dritten U-Zügels von distal nach proximal ca. 1 cm gegenüber dem zweiten U-Zügel nach ventral versetzt (über anteriorem Drittel der Malleolen)

3.2 Tapen und Kinesiotaping

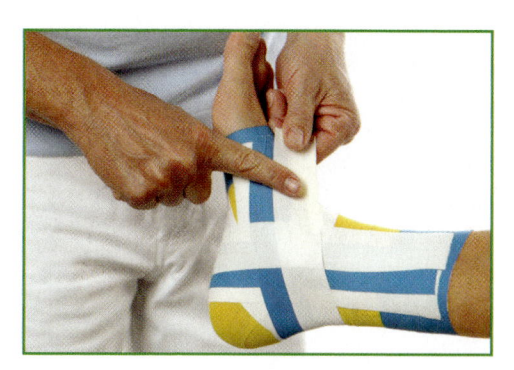

Abb. 3-22 Fixierung des dritten U-Zügels von dorsal nach ventral ca. 1 cm gegenüber dem zweiten U-Zügel nach proximal versetzt (über kranialem Drittel der Malleolen)

Phase 5: Anlegen der Korrekturzügel

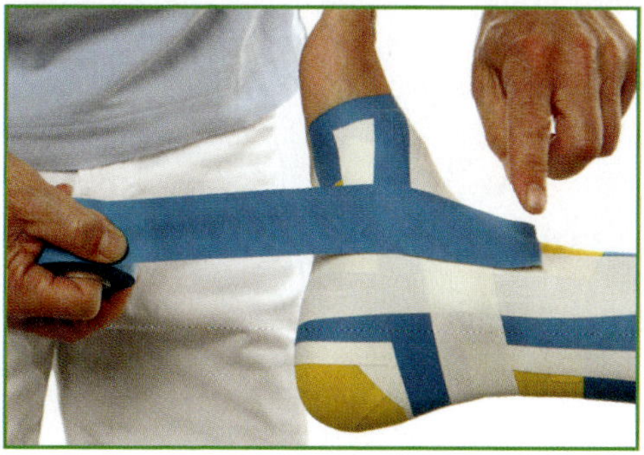

Abb. 3-23 Zum Anlegen der Korrekturzügel wird ausgehend vom dorsomedialen Fußrand (talo-navikulares Gelenk) zur Fußsohle gezogen …

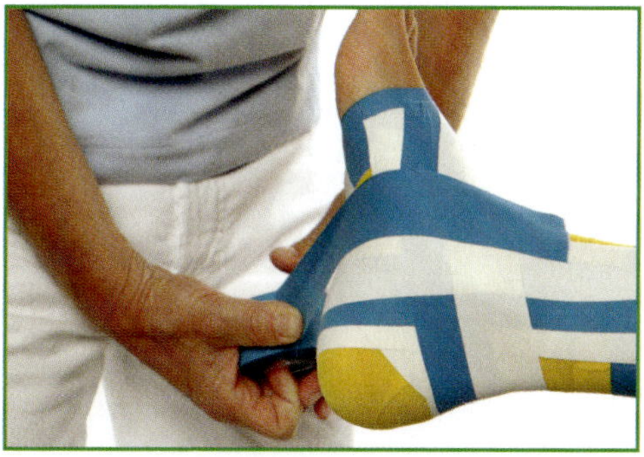

Abb. 3-24 … weiter zum lateralen Fußrand über den Fußrücken geführt …

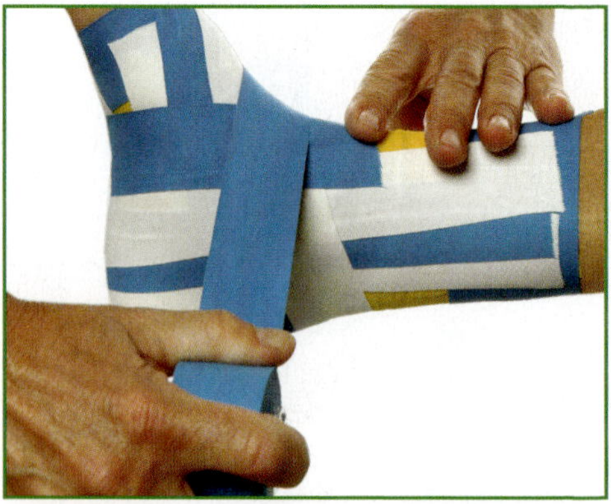

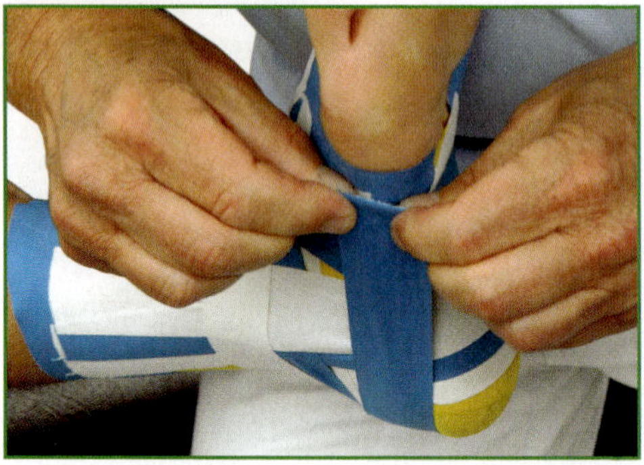

3 Vorbereitung auf Training und Spiel

Abb. 3-25 ... sowie abschließend um die Achillessehne zum lateralen Fußaußenrand (distaler Anker). Zielsetzung: zusätzliche Limitierung der Supination!

3.2 Tapen und Kinesiotaping

Phase 6: Anlegen der Verschalungstouren

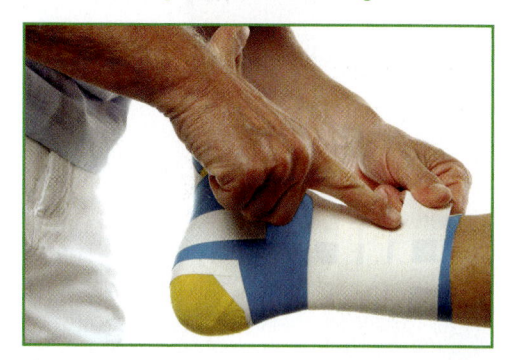

Abb. 3-26 Anschließend werden die proximalen zirkulären Verschalungstouren angelegt Zielsetzung: Umschluss der Therapiezügel zur Qualitätssicherung

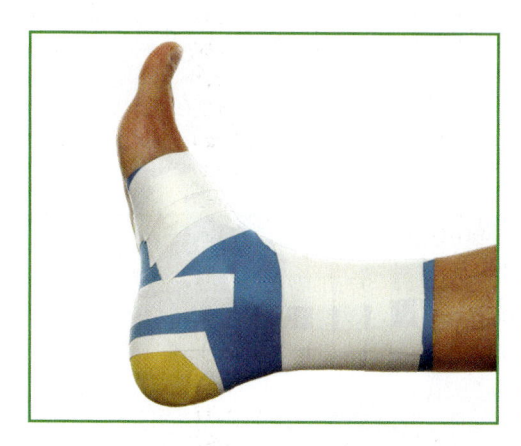

Abb. 3-27 Anlegen der distalen semizirkulären Verschalungstouren von dorsal nach plantar (ca. 2–3 Züge)

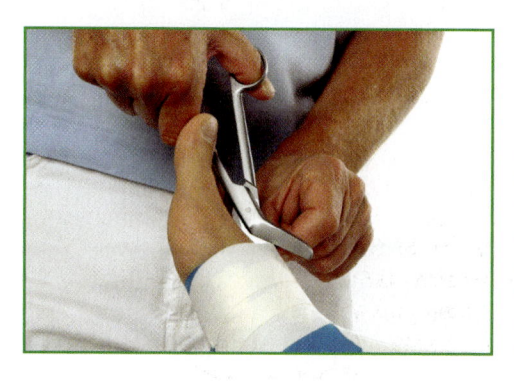

Abb. 3-28 Abschließend wird der Verband prophylaktisch eingeschnitten, um eine schmerzhafte Kompression der Metatasaren zu verhindern

3 Vorbereitung auf Training und Spiel

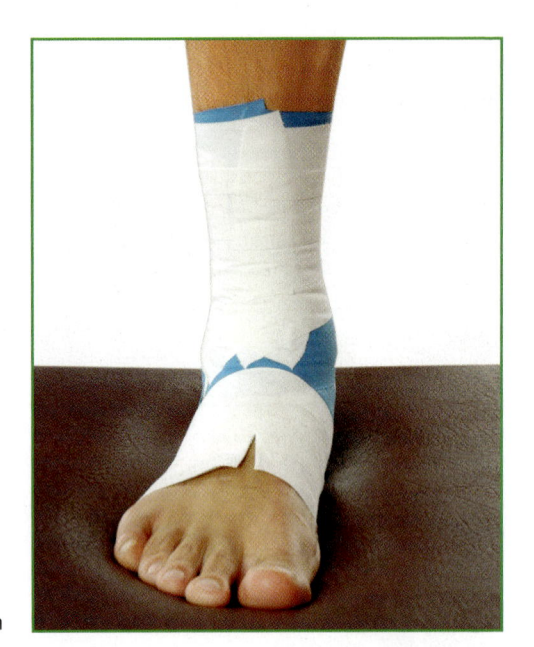

Abb. 3-29 Ansicht des „geschlitzten Verbandes" von vorn

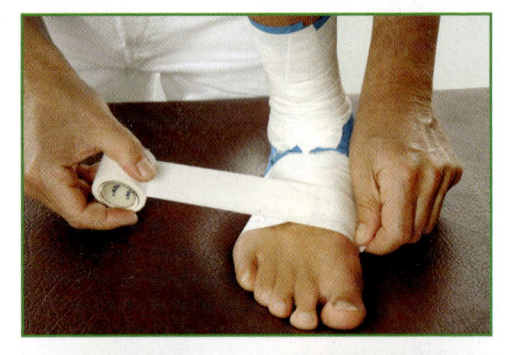

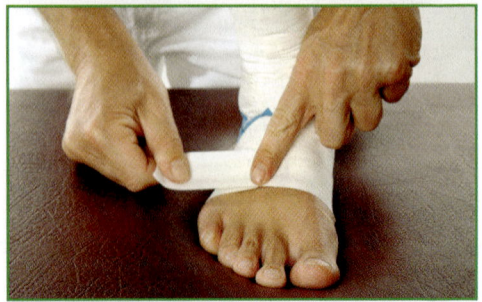

Abb. 3-30 Unter „Belastung" wird der „geschlitzte Verband" geschlossen

3.2 Tapen und Kinesiotaping

Funktionsspezifische Phasen des prophylaktischen „3-Streifen-Tapes"
Phase 4: Anlegen der prophylaktischen Funktionszügel

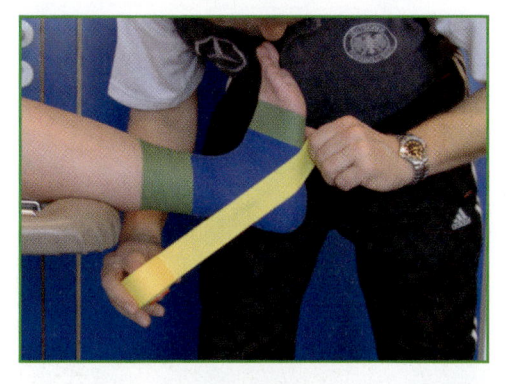

Abb. 3-31 Beim „3-Streifen-Tape" verläuft der erste Therapiezügel von plantar-lateral (ausgehend vom distalen Anker) über das distale Drittel der Fibula, ...

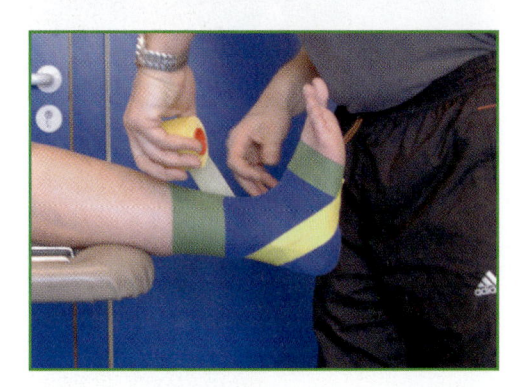

Abb. 3-32 ... um die Achillessehne herum nach medial-proximal ...

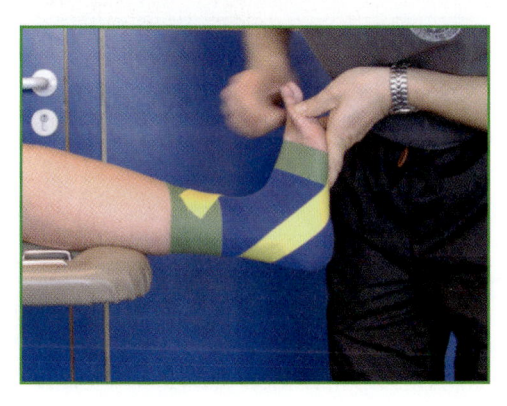

Abb. 3-33 ... bis zum proximalen Anker

3 Vorbereitung auf Training und Spiel

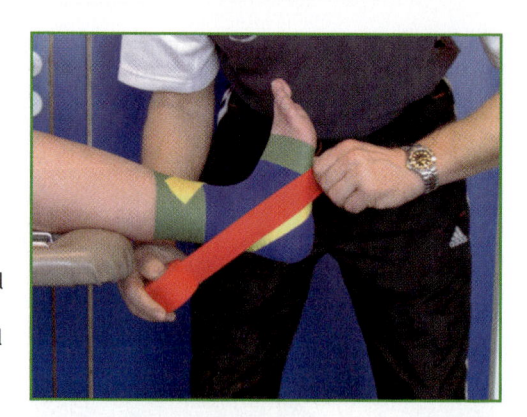

Abb. 3-34 Der zweite Therapiezügel verläuft parallel zum ersten Therapiezügel um ca. 1 cm nach ventral versetzt ...

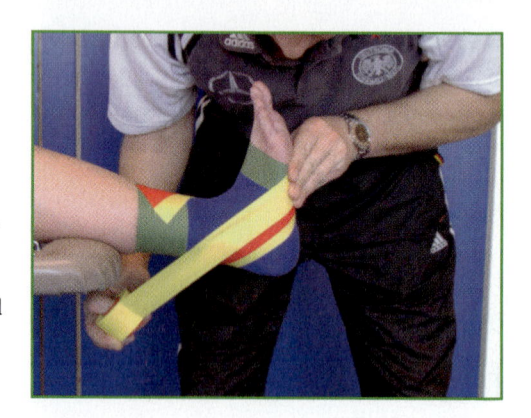

Abb. 3-35 ... und ebenso wird ein dritter Therapiezügel parallel und jeweils um 1 cm nach ventral versetzt gegenüber dem zweiten Zügel angelegt ...

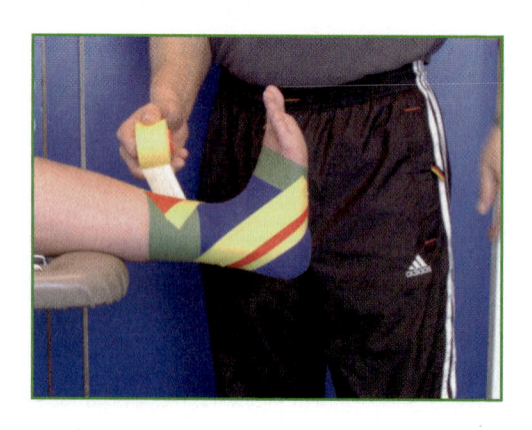

Abb. 3-36 ... und endet ebenso am proximalen Anker

3.2 Tapen und Kinesiotaping

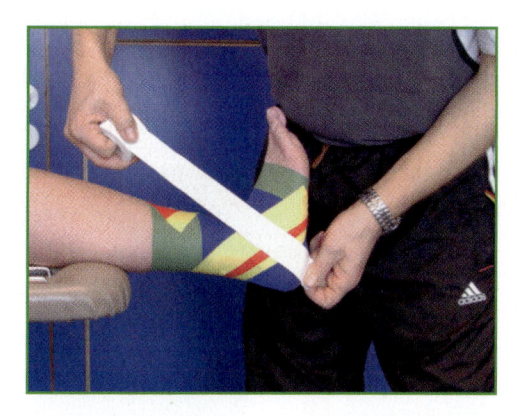

Abb. 3-37 Ein vierter Therapiezügel wird anschließend, ausgehend von der Plantarseite des Kalkaneus, um die ersten drei Streifen in Höhe des Lig. tibiofibulare anterius senkrecht hierzu überkreuzend nach proximal-medial, ...

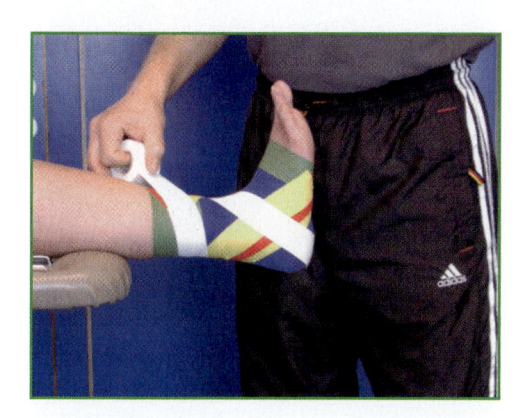

Abb. 3-38 ... um den Unterschenkel herum ...

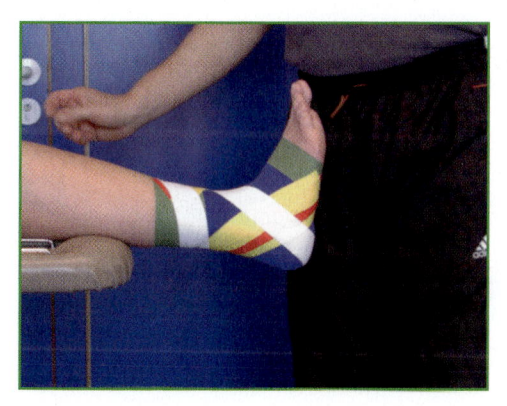

Abb. 3-39 ... zum proximalen Anker, wo die Enden der ersten „3 Streifen" (oder Therapiezügel) abschließend mit eingeschlossen werden

3 Vorbereitung auf Training und Spiel

Rehabilitative Tape-Variante nach Verletzungen der Syndesmose
Phase 4: Anlegen der Therapiezügel

Abb. 3-40 Nach Applikation einer Unterzugbinde sowie eines proximalen und distalen Ankers wird mit dem Anlegen der Therapiezügel begonnen. Der erste Therapiezügel beginnt am distalen Ende der Fibula von dorso-lateral ...

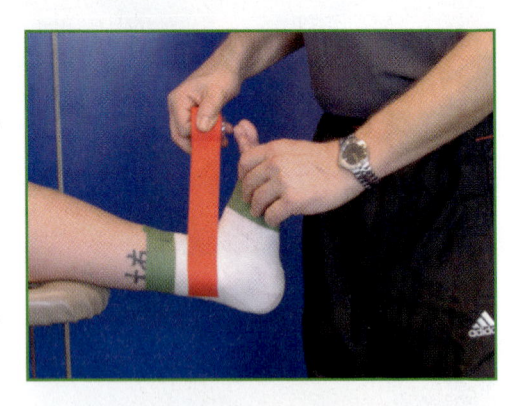

Abb. 3-41 ... nach medial, die Achillessehne und den lateralen Kalkaneus einschließend nach plantar, ...

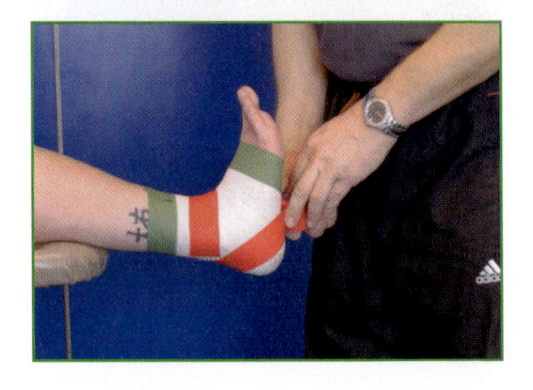

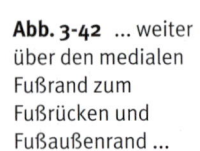

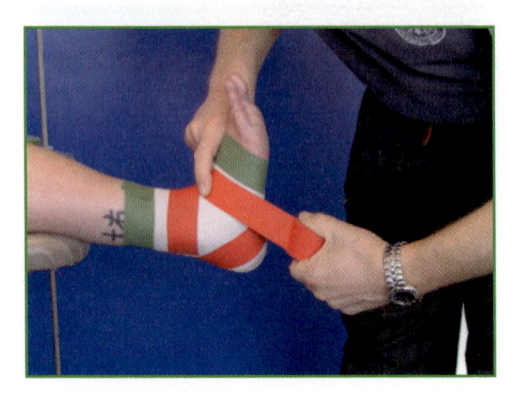

Abb. 3-42 ... weiter über den medialen Fußrand zum Fußrücken und Fußaußenrand ...

3.2 Tapen und Kinesiotaping

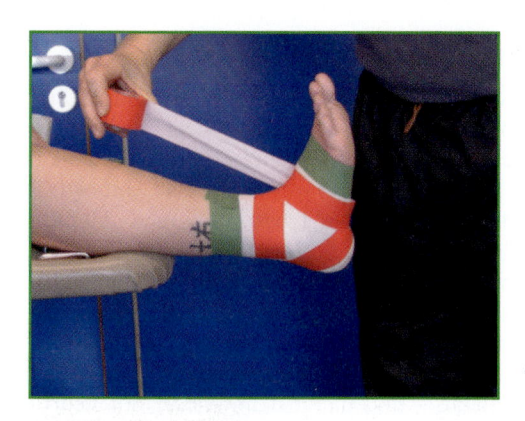

Abb. 3-43 ... um die Fußsohle herum ...

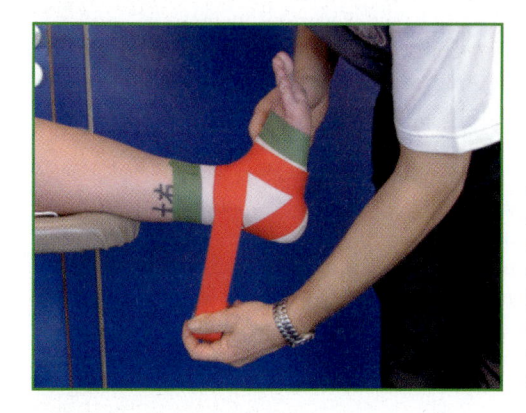

Abb. 3-44 ... zum Ausgangspunkt nach dorso-lateral (das distale Ende der Fibula umschließend), um abschließend weiter jetzt von ventral nach dorsal ...

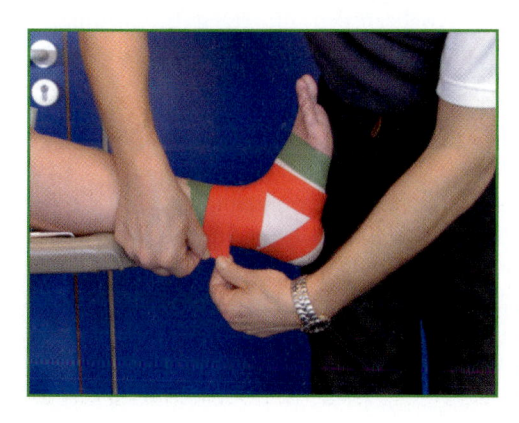

Abb. 3-45 ... um die Achillessehne herum zum proximalen Anker zu verlaufen

3.2.2 Kinesiotaping

Vor etwa 20 Jahren von dem japanischen Chiropraktiker und Kinesiologen Kenzo Kase entwickelt und publiziert, stellt das Kinesiotaping eine Therapie begleitende und ergänzende Maßnahme dar. Im Gegensatz zum herkömmlichen Tapen soll keine verbesserte Gelenkstabilisation durch Anlegen der Tapes (im Sinne von Ersatz bzw. Ergänzung von ligamentären und ossären Gelenkstabilisationsfaktoren) erreicht werden, sondern es sollen **Zug- und Entspannungseffekte** auf die Haut und darunter liegende Rezeptoren gesetzt werden. Dadurch wiederum werden indirekt über die Wirkungen dieser angesprochenen Rezeptoren detonisierende und/oder tonisierende Muskeleffekte – und damit dann wieder auf neurophysiologischem Weg auch eine verbesserte Gelenkstabilität über muskuläre Stabilisationsfaktoren – bewirkt.

Hierzu ist ein speziell entwickeltes „Kinesio-Tapematerial" notwendig, dessen spezielle elastische Eigenschaften in unterschiedliche Richtungen die intendierten neurophysiologischen Effekte initiieren. Durch diese spezifische Art des Tapens erzielt man eine stimulierende Wirkung auf Muskelpartien, Gelenke (über die Rezeptoren in der Gelenkkapsel) sowie auf Lymph- und Nervensystem. Kinesiotaping kann ohne negative Hautreaktionen mehrere Tage auf der Haut getragen werden.

Folgende **Wirkungen** des Kinesiotaping sind beschrieben:

- Je nach Anbringung des Tapes kann sowohl eine tonisierende Wirkung als auch eine detonisierende Wirkung auf lokale Muskelaktivitäten erreicht werden und dadurch die neurophysiologische Integration in physiologische Bewegungsabläufe normalisiert und verbessert werden.
- Bei einem Lymphstau kann Kinesiotaping durch Druckreduktion in den betroffenen Gewebearealen für einen beschleunigten Lymphstrom sorgen und somit eine raschere Regeneration bzw. Normalisierung des Gewebestatus einleiten.
- Durch gezielte Anwendung und Applikation des Kinesio-Tapes kann mittels Reizung bestimmter Mechanorezeptoren das „körpereigene Schmerzdämpfungssystem" aktiviert werden.
- Durch gezielte Stimulation von Propriorezeptoren kann die Arthrokinematik in betroffenen Gelenken zunehmend normalisiert werden und ein besseres Bewegungsgefühl erreicht werden.

Aufgrund der Elastizität des Kinesio-Tapes bleibt eine uneingeschränkte Beweglichkeit erhalten und das Tragen des Kinesio-Tapes wird vom Tragenden nicht als störend oder unangenehm empfunden.

3.3 Aufwärmen vor Training und Spiel
ANDREAS SCHLUMBERGER

Das zentrale Ziel des Aufwärmens vor einem sportlichen Wettkampf ist neben der psychischen Einstimmung ein Erreichen des optimalen Vorstartzustandes des Körpers, so dass der Sportler während des Wettkampfs die bestmögliche Leistung erbringen kann.

Im Fußball hat das Aufwärmen vor einem **Spiel** primär die Aufgabe, die Spieler zur optimalen Leistungsbereitschaft für Sprints aus dem Stand und aus der Bewegung, schnelle Richtungswechsel, Sprünge sowie alle ballorientierten Aufgaben wie Kurzpässe, lange Pässe, Torschüsse, Kopfballspiel, Tacklings und Dribblings mit dem Ball etc. zu bringen. Das Aufwärmen muss demzufolge alle Maßnahmen integrieren, um die Muskeln und Gelenke zum einen auf schnelle und schnellkräftige Aktionen und zum anderen auf koordinativ anspruchsvolle Aktionen mit dem Ball unter verschiedenen Geschwindigkeiten vorzubereiten.

Für das Aufwärmen vor dem **Training** gelten prinzipiell dieselben Grundüberlegungen. Allerdings sind dort die Aufwärmmaßnahmen auf die Haupttrainingsinhalte (z. B. bei konditionellen Schwerpunkten in der Saisonvorbereitung) einer Trainingseinheit auszurichten. Abbildung 3-46 zeigt die Reihenfolge typischer und effektiver Maßnahmen zur Erreichung dieses optimalen Vorstartzustandes im Fußball.

Es besteht weitgehend Einigkeit, dass ein **Warmlaufen** (5–10 min) mit moderater Geschwindigkeit zu Beginn des Aufwärmens wichtig ist. Physiologisch betrachtet wird damit Folgendes erreicht:
- eine Erhöhung der Körperkerntemperatur
- eine verbesserte allgemeine Durchblutung und
- ein effektives Arbeiten des Nervensystems.

Laufen mit moderater Geschwindigkeit
▼
Spezifische Vorbereitung der für fußballtypische Bewegungsabläufe wichtigen Muskeln und Gelenke
▼
Vorbereiten aller wichtiger fußballspezifischer Bewegungsabläufe

Abb. 3-46 Typische Inhalte und Reihenfolge des Aufwärmens vor dem Fußballwettkampf

Diese Regulationsmechanismen bilden die notwendige Basis für die folgenden Übungsformen zur muskulären und koordinativen Vorkonditionierung.

Auf das Warmlaufen folgt als zweites Aufwärmelement traditionell meist **Stretching**. Das Stretching wird allerdings in jüngerer Vergangenheit zunehmend kritisch betrachtet. Der Grund sind neuere Forschungsergebnisse, die auf die kurzfristig leistungslimitierenden Auswirkungen von Stretching hinweisen (siehe unten).

Das auf das Stretching folgende Ausführen aller wichtiger **fußballspezifischer Bewegungsabläufe** (Sprint, Sprung, Kopfball, Pässe, Torschuss) als letzter Teil des Aufwärmens ist methodisch und inhaltlich wenig strittig und wird deshalb im vorliegenden Beitrag nicht näher thematisiert. Dabei sind auch individuelle Vorlieben bzw. spezielle Aufgaben innerhalb des Teams in die Planungen mit einzubeziehen. So ist es zum Beispiel sinnvoll, ballorientierte Bewegungsabläufe für Eckbälle- und Freistöße für die Spezialisten im Team ins spezifische Aufwärmen zu integrieren.

Aus sportphysiotherapeutischer Sicht ist vor allem das zielgerichtete und funktionsgerechte Vorbereiten von Muskeln und Gelenken im Rahmen des Aufwärmens in den Vordergrund zu stellen. In den folgenden Abschnitten werden daher die praxisrelevanten Grundlagen des Muskel- und Gelenk-Warm-ups dargestellt.

3.3.1 Grundlagen

In den vergangenen 20 Jahren hat sich die Auffassung weit verbreitet, dass für das muskelspezifische Aufwärmen vor allem Stretchingübungen geeignet sind. Die Grundannahme, dass Muskeldehnung – vor allem in Form des beliebten statischen Stretchings – aktiv verletzungsvorbeugend wirkt und gleichzeitig leistungsfördernd eingesetzt werden kann, hat es geradezu als Wunderwaffe in die typischen Aufwärmstrategien vieler Sportarten (u.a. auch im Fußball) einfließen lassen.

Heutzutage wird jedoch gerade das **statische Stretching** als Aufwärmmaßnahme sehr kritisch betrachtet. Die Ursache für diese vermehrte Skepsis gegenüber dem Stretching liegt in neueren Forschungsergebnissen. Diese stellen die vom Dehnen im Rahmen des Aufwärmens erhofften Vorteile, wie die aktive Verletzungsvorbeugung und unmittelbare Leistungsförderung, in Frage.

Dehnen in seinen bekannten und häufig durchgeführten Formen (statisches Stretching als längeres Halten der individuell tolerierbaren Endstellung über eine Zeitdauer von 10–60 Sekunden) reduziert die Erregungsbereitschaft der gedehnten Muskeln sowie die

Energiespeicherkapazität und Kraftübertragung innerhalb der Muskel-Sehnen-Einheit. Viele Forschungsarbeiten bestätigen mittlerweile, dass dies unmittelbar nach einem Stretching zu einem **Rückgang der Schnellkraft** (z. B. Höhe im Vertikalsprung) und der **Schnelligkeit** (Sprintschnelligkeit) führt.

Auch das mitunter als „Aufwärmdehnen" favorisierte, so genannte **postisometrische Dehnen** oder PNF-Dehnen (statisches Dehnen nach 6- bis 8-sekündiger statischer Maximalanspannung) bringt keine Vorteile, da das postisometrische Dehnen gegenüber dem rein statischen Dehnen eine zusätzliche **Reduktion der Muskelerregbarkeit** mit sich bringen kann. Es liegt auf der Hand, dass dieser Rückgang der explosiven Kraftentfaltung vor dem Wettkampf einer schnelligkeitsdominanten Sportart wie dem Fußball nicht gewünscht ist. Dies ist selbst für lange Wettkampftätigkeiten wie im Fußball ein Problem, da diese vorübergehende Reduktion der schnellen Kraftentfaltungskapazität eine Stunde und länger anhalten kann.

Des Weiteren weisen neuere Forschungsresultate auf eine Beeinträchtigung des Einbeinbalanceverhaltens und der Reaktionskapazität der Muskulatur nach statischem Stretching hin. Im Zusammenhang mit diesen neueren Forschungsresultaten ist die Beobachtung interessant, dass Fußballprofis in der Bundesliga das statische Stretching sehr häufig mehr oder minder lustlos und nicht mit der notwendigen Intensität (Bewegungsreichweite) durchführen. Es wirkt mitunter wie ein „Ritual des letzten Smalltalks vor Spielbeginn", ohne dabei tatsächlich wirklich intensiv zu dehnen. Möglicherweise verhalten sich Profis, die so verfahren, einfach nur instinktiv richtig, da das minutenlange, maximale Dehnen die Muskelaktivierung unnötig reduzieren würde.

Ein wichtiger Effekt, der Stretching als Aufwärmmaßnahme traditionell zugeordnet wird, ist die **Vorbeugung von Muskel- und Gelenkverletzungen.** Die Beurteilung, inwieweit Stretching sich innerhalb des Aufwärmens zur aktiven Verletzungsprophylaxe eignet, erfordert eine detaillierte Betrachtung der Grundproblematik. Für den Fußballsport ist zunächst festzustellen, dass Verletzungen nicht grundsätzlich verhindert werden können. Verletzungen sind, ganz allgemein formuliert, immer dann schwer zu verhindern, wenn die externen Belastungen die inneren Beanspruchungsgrenzen der beteiligten Gewebsstrukturen übersteigen. Versucht ein Fußballspieler z. B. per langem Ausfallschritt den Ball zu erreichen und ein Gegenspieler zieht ihm durch ein Foul im Moment des Ausfallschritts das Standbein weg, so kommt auf eine bereits stark vorgedehnte Situation z. B. des Hüftbeugers eine schnelle, unerwartete weitere Muskellängenerhöhung unter vorgespannter Muskulatur hinzu. Dies kann zu Muskelverletzungen, z. B. einem Muskelfaserriss, führen.

Verletzungsanfällig ist der Fußballspieler des Weiteren in Situationen, in denen keine ausreichende Bewegungs- und Muskelkoordination vorliegt. Mangelnde Koordination kann dabei Folgendes bedeuten: versucht ein Spieler mit dem Ball mehrere Gegenspieler auszuspielen und dabei seine Mitspieler im Auge zu behalten, steht er mehreren, schwer kalkulierbaren Situationen gegenüber. Eine plötzliche, unerwartete Richtungsänderung wird damit oft schlecht koordiniert durchgeführt.

So belegt eine neue australische Studie, dass bei Richtungswechseln mit nicht kalkulierbarem Verlauf die großen Hauptbewegermuskeln (wie z. B. der Kniestrecker M. quadriceps femoris) eine ungünstig hohe und damit schlecht koordinierte Aktivität aufweisen. Diese hohen Muskelspannungen können die Verletzungsgefahr erhöhen. Dies gilt nicht nur für Muskelverletzungen. In derartigen Situationen steigt auch die Gefahr von Gelenkverletzungen (z. B. Kreuzbandrissen), da die unkoordinierte Aktivität der Hauptbewegermuskeln keine situationsadäquate Arbeit der gelenkstabilisierenden Muskeln erlaubt. Praktisch kann dies z. B. bedeuten, dass bei einer unkoordinierten Landung in X-Bein-Stellung (Valgusabweichung des Kniegelenks) die innere Stabilisierungskette zur Kontrolle der Abweichung des Knies nach innen nicht adäquat arbeitet.

Daraus lässt sich ableiten, dass die wichtigste Grundvoraussetzung für eine aktive Verletzungsvorbeugung im Fußball ein generell gutes Fitnessniveau ist. Ein bedeutender Faktor ist in diesem Zusammenhang ein breit angelegter **koordinativer Trainingszustand.** Dieser erhöht die Wahrscheinlichkeit, verletzungsträchtige Situationen aus muskulärer Sicht gut zu bewältigen oder diese durch gutes antizipatorisches Bewegungsverhalten vermeiden zu können.

Ein weiterer wichtiger Faktor ist ein ausreichender **Ausdauertrainingszustand.** Im Hinblick auf die aktive Verletzungsvorbeugung besteht die Funktion der Ausdauer darin, zwischen den fußballtypischen Schnelligkeitsaktionen eine bestmögliche Regeneration zu erlauben. Damit können alle nachfolgenden Aktionen mit geringerer Vorermüdung und damit mit ökonomischerer Muskelkoordination ausgeführt werden. Damit kann z. B. verhindert werden, ständig „zu spät dran zu sein". Die Erwägungen zur Bedeutung des Koordinations- und Ausdauertrainingszustandes zeigen, dass die aktive Verletzungsvorbeugung sehr stark vom langfristig guten und effektiven Training abhängt.

Komplettiert wird der gute Fitnesszustand durch eine fußballspezifisch ausreichende **Gelenkbeweglichkeit.** Eine individuell adäquate

Gelenkbeweglichkeit deutet zum einen auf eine normale Gelenkfunktion und zum anderen auf ein normgerechtes Muskelgleitverhalten unter aktiven Kontraktionsbedingungen hin. Eine kürzlich veröffentlichte Studie aus der belgischen Fußballprofiliga weist im Zusammenhang mit der Gelenkbeweglichkeit auf die Bedeutung beweglichkeitsfördernder Maßnahmen für Fußballspieler hin. Demnach ist das Risiko für Muskelverletzungen der Oberschenkelrückseite (Knieflexoren) bei Spielern erhöht, die zu Saisonbeginn eine unterdurchschnittliche Dehnbarkeit dieser Muskeln bzw. der Beweglichkeit der von diesen Muskeln geführten Gelenke aufweisen.

Eine **langfristig aktive Verletzungsprophylaxe** im Hinblick auf das Verbessern der Dehnfähigkeit der Muskeln der Oberschenkelrückseite sollte demnach darin bestehen, mittel- und längerfristig dieses Defizit durch separate, beweglichkeitsfördernde Dehneinheiten auszugleichen.

Eine **kurzfristig aktive Verletzungsprophylaxe** im Rahmen des Aufwärmens sollte komplexe Strategien zur Förderung der Koordination aber auch zur spezifischen Optimierung der Gelenk- und Muskelfunktion beinhalten. Diese werden im folgenden Kapitel näher erläutert.

3.3.2 Methodische Aspekte des Aufwärmens und Vorkonditionierens

Jeder Antritt, jeder schnelle Richtungswechsel, jeder Sprung, jeder Torschuss und jedes Tackling sind das Resultat einer situationsspezifisch optimalen und dabei zumeist explosiven Kraftentfaltung der beteiligten Muskeln. Ein optimaler Vorstartzustand für derartige Aktionen bedeutet, dass alle Muskeln und die von ihnen bewegten Gelenke adäquat vorkonditioniert werden müssen. Aus muskulärer Sicht beinhaltet dies nicht nur die Aktivierung der **großen Beinmuskeln,** die direkt für die schnelle Kraftentfaltung verantwortlich sind. Vielmehr ist auch die adäquate Aktivierung der wichtigen **Stabilisationsmuskeln** der Gelenke und Gelenkketten von Bedeutung.

Ein Beispiel soll das Grundproblem verdeutlichen. Ein langer Pass eines Mittelfeldspielers auf einen Stürmer erfordert ein fein-koordiniertes Zusammenspiel der Standbeinstabilisierung und der dynamischen Schussbeinaktion. Die Genauigkeit des Schusses und damit die Qualität der Kraftentfaltung des Schussbeins hängt sehr stark von der adäquaten Stabilisierung des Standbeins ab. Diese wiederum ist abhängig von der optimalen Stabilisierung des Sprunggelenks, des Kniegelenks und des Hüftgelenks. Ebenfalls zu beachten ist die gesamte Stabilität der Lenden-Becken-Hüft-Region, die auf der optimalen Aktivierung der Rumpf- und Beckenmuskulatur basiert.

Ein wichtiger Aspekt einer adäquaten Muskelvorbereitung besteht in der optimalen **Vorkonditionierung des Nervensystems.** Es ist heute bekannt, dass die Steuerung der Muskulatur in einem erheblichen Ausmaß durch den ständigen Informationsfluss der peripheren Rezeptoren in Gelenken und Muskeln zum Rückenmark und zu den Gehirnstrukturen beeinflusst wird. Bewegungsaktivitäten, die die peripheren Rezeptoren im Sinne einer Sensibilisierung vorkonditionieren, sollten damit wichtiger Bestandteil des funktionsgerechten Aufwärmens von Muskeln und Gelenken sein. Physiologisch führt das Vorkonditionieren der peripheren Rezeptoren zu einem kurzfristig verbesserten und damit ökonomischen Zusammenspiel aller an den fußballspezifischen Aktionen beteiligten Muskeln (**Agonisten-Antagonisten-Zusammenspiel**). Gleichzeitig erlaubt das Stimulieren der peripheren Rezeptoren eine Voraktivierung aller gelenkstabilisierenden Mechanismen (z. B. das Zusammenspiel zwischen Muskelspindeln und Muskeln).

Ein optimales Vorkonditionieren der peripheren Rezeptoren erfordert zunächst **langsam kontrollierte Bewegungen in höherem Bewegungsausmaß,** so dass ein Gelenkareal überhaupt sensibilisiert werden kann. Die langsamen Bewegungen aktivieren spezielle Rezeptoren, die für die Meldung der Gelenkstellung und Bewegung zuständig sind. Anschließend sollten die Bewegungen auch etwas schneller ausgeführt werden, damit die für schnelle Gelenkbewegungen und Muskellängenänderungen zuständigen Rezeptoren (z. B. die Muskelspindeln) einen konditionierenden Reiz erhalten.

Neben der propriozeptiven Aktivierung spielt auch das optimale Voraktivieren der direkten Muskelsteuerung der Hauptbewegermuskeln (über das Voraktivieren der motorischen Nervenzellen im Rückenmark) eine wichtige Rolle. Neben dem lockeren Lauf zu Beginn des Aufwärmens und der hochspezifischen Aktivierung bei allen fußballtypischen Aktionen mit maximaler Geschwindigkeit im letzten Aufwärmteil, eignen sich im mittleren muskel- und gelenkspezifischen Aufwärmen **kurze submaximale und maximale Kraftbeanspruchungen** (Kniebeugen, Ausfallschritte etc.) zur optimalen Vorkonditionierung der leistungsgenerierenden Muskeln und ihrer Steuerungsmechanismen im Rückenmark.

Ein weiterer wichtiger physiologischer Aspekt des Gelenkaufwärmens betrifft die kurzfristige **Optimierung des Gelenkstoffwechsels.** Dieser wird durch **Bewegungen mit einer hohen Amplitude der Gelenke** mit moderater äußerer Belastung adäquat vorbereitet.

Bewegungen mit hohem Ausmaß der Gelenke haben eine weitere wichtige Bedeutung für die Muskulatur, da diese damit auch auf **Muskelarbeit unter größeren Muskellängen** vorbereitet wird. Es ist sowohl aus Sicht der Leistungsfähigkeit als auch der Verletzungsprophylaxe wichtig, dass alle wichtigen Zielmuskeln im Fußball im Rahmen des Aufwärmens auf alle später erforderlichen Muskellängensituationen vorbereitet werden. Dabei ist zu beachten, dass dies nicht (wie bei passivem Stretching) bei entspannter Muskulatur geschieht. Vielmehr sollte der Muskel bei seiner Verlängerung (wie bei allen Aktionen im Spiel) aktiv sein.

Hohe Muskellängenänderungen unter schneller Kraftentfaltung geschehen beim Antritt, bei Tacklings und Ausfallschritten aber auch bei langen Pässen oder diversen Volleyschüssen. So ist z. B. die Muskulatur der Oberschenkelrückseite (kniegelenkbeugende und hüftgelenkstreckende Muskeln) durch den normalen Alltagsgebrauch nicht ausreichend darauf vorbereitet, dass bei einem langen Pass oder einem Torschuss schnelle aktive großamplitudige Muskellängenänderungen in Hüfte und Knie auftreten. Wird ein langer Pass ausgeführt, und die Oberschenkelrückseite ist auf niedrige und mittlere, und nicht auf lange Muskellänge bzw. Muskellängenänderung voreingestellt, ist die Schussbewegung nicht fein genug koordiniert und ökonomisiert, da die Gegenmuskeln der Oberschenkelrückseite der Schussaktion zu früh einen aktiven Widerstand entgegensetzen. Eine Muskellängenvorbereitung im Sinne des Erreichens der optimalen (nicht unbedingt maximalen) Bewegungsreichweite in den wichtigen Gelenken im Vergleich zur alltagsbedingten Normalreichweite ist damit ein wichtiger Bestandteil des Vorkonditionierens von Muskeln und Gelenken. Dies kann sowohl mit **statischen** als auch mit **dynamischen Dehntechniken** erreicht werden.

Letztlich muss noch eine weitere wichtige physiologische Zielsetzung des Muskelaufwärmens in die Überlegungen integriert werden. Eine optimale Leistungsbereitschaft der fußballrelevanten Muskeln hängt von der optimalen lokalen **Durchblutung** ab. Führt man nur lockere Läufe und fußballspezifische Bewegungen aus, ist es unwahrscheinlich, dass vor allem die wichtigen Stabilisationsmuskeln der Lenden-Becken-Hüft-Region und der Beinachse einen ausreichenden Durchblutungsreiz erhalten. Gezielte Aktivierungsreize zur lokalen Durchblutungsförderung können durch die bereits erwähnten dynamischen Bewegungen in allen für den Fußballspieler wichtigen Gelenken mit größeren Bewegungsamplituden und langsamen und später auch schnellen Bewegungsgeschwindigkeiten erreicht werden. Die Verbesserung der lokalen Durchblutung optimiert kurzfristig den Muskelstoffwechsel, reduziert den Dehnungswiderstand des Muskels und erlaubt einen besseren Transfer der Nervenimpulse. Insbesondere letzteres führt zu einer schnelleren Kraftentfaltung.

Wie in den vorangehenden Abschnitten beschrieben, besteht eine wichtige Anforderung an ein adäquates Vorkonditionieren von Muskeln und Gelenken in der Durchführung größeramplitudiger Bewegungen in den fußballspezifisch wichtigen Gelenken. Das hierfür häufig durchgeführte statische Stretching erhöht zwar kurzfristig die Bewegungsreichweite, führt aber auch zu einer Reduktion des Schnelligkeits-, Schnellkraft- und Balanceleistungsvermögens. Ein **dynamisches Stretching** mit aktiver Führung der Bewegung scheint hier deutliche Vorteile zu haben. Zum einen erhöht dynamisches Stretching kurzfristig ebenfalls die Bewegungsreichweite. Zum anderen sorgt es im Sinne der kontrollierten Ausführung höheramplitudiger Bewegungen in fußballtypisch wichtigen Gelenken (nicht zu verwechseln mit dem „ballistischen" Dehnen mit Wippen in der Endposition des Dehnens) für eine unmittelbare Verbesserung der Schnelligkeit. So konnten englische Wissenschaftler kürzlich nachweisen, dass ein dynamisches Dehnprogramm bei Rugbyspielern zu einer kurzfristig deutlichen Verbesserung der 20 m-Sprintzeit führt, während ein statisches Dehnprogramm die 20 m-Sprintzeit verschlechtert.

Zur gezielten Anhebung der Muskelaktivierung sind zudem submaximale bis maximale Kraftbeanspruchungen wichtiger Zielmuskeln zu berücksichtigen. In Individualsportarten mit Schnellkraft- und Schnelligkeitsschwerpunkt wärmen sich Athleten deshalb häufig mit wenigen **schnellkräftigen Kraftbeanspruchungen** auf (z. B. wenige maximale Wiederholungen der Beinstreckerkette an einer Beinpresse oder an der Langhantel mit der Kniebeuge bei Leichtathleten oder Bobfahrern). Vorbereitende Übungen, die neben einer fußballspezifisch notwendigen Bewegungsamplitude auch sportartspezifisch wichtige Muskeln „voraktivieren", sollten damit in das Aufwärmprogramm eingebaut werden (z. B. submaximale Kniebeugen für die Kniestreckmuskulatur). Des Weiteren sollten zur gezielten Muskelaktivierung **abbremsende, exzentrische Bewegungen** (Stoppbewegungen) integriert werden (z. B. Ausfallschritte). Diese bilden eine wichtige Basis für die im Spiel erforderlichen Abbrems- und Richtungswechselaktionen.

Zur fußballspezifischen Voraktivierung der Muskeln und Gelenke sollten alle aufwärmenden Übungsformen in vertikaler Position bzw. unter Schwerkraftbedingungen stattfinden. Dies hat den Vorteil, dass damit alle gelenkstabilisierend wirkenden Mechanismen angesprochen werden.

3.3.3 Übungen zum zielgerichteten und funktionsspezifischen Aufwärmen

Das folgende Übungsprogramm ist eine praktische Umsetzung der in den vorangegangenen Abschnitten beschriebenen Aspekte des zielgerichteten Aufwärmens und Vorkonditionierens von Muskeln und Gelenken, um eine möglichst optimale Leistungsfähigkeit im Fußballwettkampf zu erreichen. Konkret bedeutet dies die Vorbereitung der fußballspezifisch notwendigen aktiv geführten Muskellängen und Gelenkamplituden. Dabei besteht das Ziel, die propriozeptiv beeinflusste Regulation fußballspezifischer Bewegungsabläufe zu bewirken und alle wichtigen Hauptbeweger- und Stabilisationsmuskeln und Gelenkbewegungsrichtungen auf fußballtypische Aktionen vorzubereiten. Das Programm erfüllt damit die Aufgabe eines muskulären Fine-Tunings vor dem Spiel. Vom physiologischen Effekt her betrachtet geht es damit weit über die Möglichkeiten des statischen Stretchings hinaus.

Methodik

Die Übungen erfolgen teils aus dem Stand teils aus der Geh- und Laufbewegung. Es bietet sich an, die Übungen im Mannschaftsverbund in der Bewegung über die Breite des Spielfeldes durchzuführen. Bei den ersten Wiederholungen werden die Bewegungen langsam und noch nicht bis zur maximal möglichen Amplitude ausgeführt. In den letzten Wiederholungen erfolgt dann allmählich die Annäherung an die maximale Bewegungsamplitude. Bei manchen Übungen werden die letzten Wiederholungen zudem mit schnellerer Bewegungsgeschwindigkeit durchgeführt. Die allmähliche Steigerung der Dynamik bildet einen vernünftigen Übergang zu den fußballspezifischen Aufwärmaktionen (Ballarbeit und Sprint) im letzten Teil des Aufwärmens.

Jede einzelne Übung ist eine empfehlenswerte Grundvariante. **Variationen** einer Übung sind aber grundsätzlich nicht nur möglich, sondern auch gewünscht. Damit kann auch Routine beim Aufwärmen vermieden werden.

Aus praktischer Sicht ist noch anzumerken, dass das Aufwärmprogramm erst einige Male im Training durchgeführt werden sollte, bevor es erstmals vor einem Spiel zum Einsatz kommt, da bei der erstmaligen Durchführung dieser durchaus anspruchsvollen Übungen aufgrund der ungewohnten Muskelbeanspruchung Ermüdungserscheinungen entstehen können.

Übung 1: „Sumo-Squat"

Ausgangsposition: Tiefe Kniebeuge, Füße deutlich mehr als hüftbreit aufsetzen, Füße zeigen dabei leicht nach außen.
Nun werden die Knie gestreckt und der Rumpf gebeugt, bis die Kniegelenke so gestreckt wie möglich sind (in dieser Position sollte sich ein Dehngefühl an der Oberschenkelrückseite einstellen), dann in tiefe Kniebeuge zurückkehren (Abb. 3-47). Die Finger bleiben während der gesamten Bewegungsausführung an den Zehen. Zweimal 6 bis 8 Wiederholungen mit 20 m Gehpause durchführen.

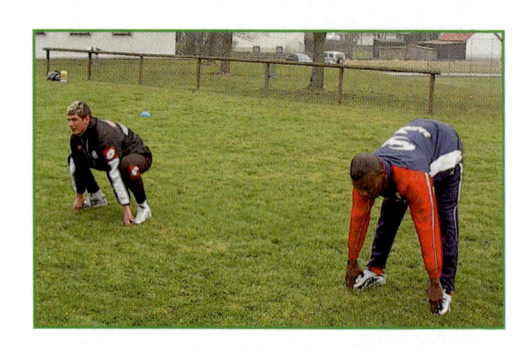

Abb. 3-47 Anfangs- und Endposition beim Sumo-Squat

Übung 2: „Hip-Dance"

Aus der Gehbewegung abstoppen, das Bein im Knie gebeugt und in der Hüfte innenrotiert (Fuß nach hinten-außen) seitlich abspreizen, dann das Bein im Knie gebeugt und mit außenrotierter Hüfte (Fuß nach innen-oben; Abb. 3-48). Zwischen den beiden Bewegungsrichtungen jeweils zwei Gehschritte ausführen. Die Ausführung beider Bewegungen soll grundsätzlich langsam-kontrolliert erfolgen. Die Übung wird eine Spielfeldbreite lang gehend ausgeführt, so dass pro Bewegungsrichtung 6 Wiederholungen möglich sind.

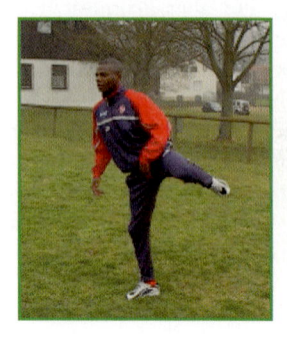

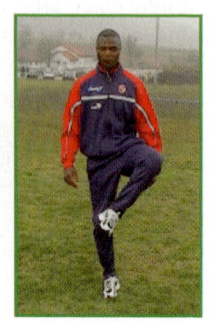

Abb. 3-48 Ausgangs- und Endposition beim Hip-Dance

3.3 Aufwärmen vor Training und Spiel

Übung 3: „Hand-Walk"

Aus liegestützähnlicher Position wird durch wechselseitiges „Hand-Fuß-Gehen" in Rumpfbeugeposition angenähert (Abb. 3-49). In der Endposition sollte ein Dehngefühl in der Oberschenkelrückseite (und bei manchen Spielern auch in der Wade) spürbar sein. Zweimal 6 Wiederholungen mit 20 m Gehpause ausführen.

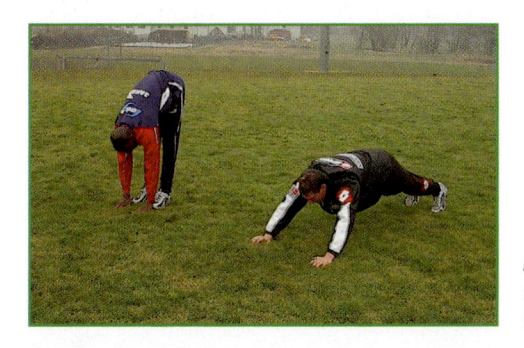

Abb. 3-49 Ausgangs- und Endposition beim Hand-Walk

Übung 4: „Hurdle-Walk"

Aus dem Gehen wird der Oberschenkel mit gebeugtem Knie in eine 90°-Hüftbeugung gebracht und aus dieser stabilen Oberschenkelposition dann der Unterschenkel im Knie gestreckt (Abb. 3-50). Beim Strecken des Unterschenkels den Oberschenkel nicht aus der 90°-Hüftbeugeposition lassen. In der Endposition sollte sich ein Dehngefühl an der Oberschenkelrückseite einstellen. Von dieser

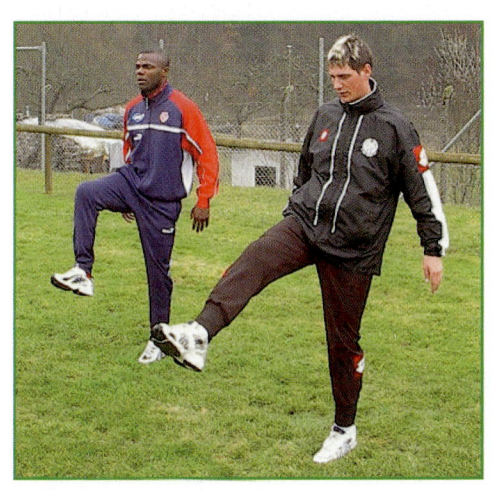

Abb. 3-50 Ausgangs- und Endposition beim Hurdle-Walk

Übung werden zwei Spielfeldbreiten durchgeführt. Die erste Breite wird aus dem Gehen und mit langsamer Bewegung ausgeführt. Die zweite Breite erfolgt aus dem lockeren Lauf mit schnellerer Bewegungsgeschwindigkeit bei der Beinanhebung.

Übung 5: „Rugby-Throw-Run"

Bei dieser Partnerübung erfolgen aus der Laufbewegung Rugbyzuspiele seitlich mit gestreckten Armen und in Rumpfrotation (Abb. 3-51). Der Schwerpunkt der Übung liegt auf dem seitlichen Zuspiel aus einer schnellen Rumpfrotation heraus, d.h. die Arme bleiben in den Ellbogen und Schultern weitestgehend fixiert. Von dieser Übung werden vier Spielfeldbreiten ausgeführt. Zwei werden aus dem lockeren Lauf, zwei aus dem schnellen Lauf gestaltet.

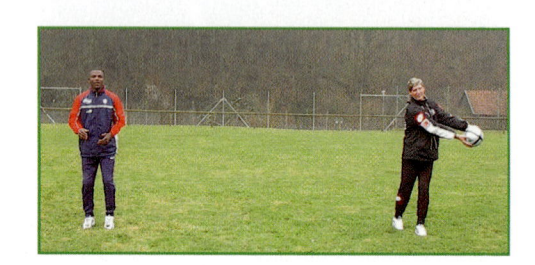

Abb. 3-51 Rugby-Throw-Run

3.4 Ernährung und Substitution

KLAUS EDER

Eine optimale Leistungsfähigkeit setzt eine optimierte Versorgung mit den wichtigsten Nährstoffen und Spurenelementen voraus. Hierzu sind in der Literatur keine einheitlichen Größenordnungen für den Leistungs-/Spitzensport erkennbar. Im Folgenden sollen einige allgemeine Aspekte der Sportler-Substitution zusammengestellt werden sowie anschließend ein konkreter Vorschlag der Wettkampf- und Nachwettkampfkost einer Fußballmannschaft vorgestellt werden.

Es ist grundsätzlich sinnvoll, in **vier Substitutionsphasen** zu unterscheiden. Dabei sollten folgende Aspekte beachtet werden:
- Trainingskost: Defizite vermeiden, Trainierbarkeit und Trainingseffekte sicherstellen
- Vorwettkampfkost: Bekömmlichkeit, „Aufladung"
- Wettkampfkost: Bekömmlichkeit, H_2O, Glukose
- Nachwettkampfkost: Auffüllung von Speichern.

3.4.1 Trainingkost

- Grundregeln der Ernährung beachten
- erste Stunde nach Training nutzen
- in intensiven Trainingsphasen substituieren.

Wichtig sind insbesondere die ersten Stunden nach dem Training (Glykogen- und Wasserspeicher aufladen, möglichst Alkohol meiden). Nicht ständig, sondern eher in Phasen intensiver Belastung substituieren, um sich den physiologischen Effekt nicht zu vermasseln.

3.4.2 Vorwettkampfkost

- Defizite müssen vorher beseitigt sein
- ausreichende Hydratation
- Glykogenspeicher füllen
- Magen-Darm-Verträglichkeit
- individuelle Vorlieben berücksichtigen.

Mit Vorwettkampf ist der Wettkampftag bzw. die letzten Stunden vor einem Wettkampf gemeint. Natürlich kann man zu diesem Zeitpunkt bezüglich eventueller Defizite keine Wunderdinge mehr vollbringen (Defizite müssen vorher beseitigt werden). Vor allem die **Verträglichkeit** steht jetzt im Vordergrund, um Magen-Darm-Probleme während des Wettkampfs zu vermeiden. Individuelle (erprobte!) Vorlieben sollte man erlauben, soweit sie nicht eklatant gegen bestimmte Grundregeln verstoßen. Die letzte große Mahlzeit sollte möglichst mindestens 3 Stunden vor dem Wettkampfbeginn eingenommen werden.

3.4.3 Wettkampfkost

- 0,5–0,8 Liter Flüssigkeit pro Stunde
- 1 g/l Natrium
- ca. 8% Kohlenhydrate
- nicht zu kühl zuführen
- kleine Portionen (Halbzeit?).

Die Flüssigkeitszufuhr sollte so hoch liegen, dass sie gut toleriert wird. **Natrium** ist unbedingt wichtig, um Verluste durch Schwitzen auszugleichen und die Wasseraufnahme zu gewährleisten (1 g bezieht sich auf Natrium, nicht auf Natriumchlorid; dies wird bei fertigen Getränken wie z. B. Isostar® u. a. in der Regel berücksichtigt; mixt man selbst, muss dies berechnet und beachtet werden).

8% Kohlehydrate (reine Fruchtsäfte enthalten 10–11%) sind der oberste Grenzwert, um die Verträglichkeit zu garantieren – lieber etwas darunter bleiben oder individuell testen. Auch hier muss man bei der Verdünnung rechnen! Wegen unterschiedlicher Fruchtsäuregehälter verschiedener Fruchtsäfte sollte hier ein Mischungsverhältnis von 1 Teil Fruchtsaft und einem Teil Wasser gemixt und verdünnt werden. Am verträglichsten ist die Zufuhr, wenn die Temperatur der **Körpertemperatur** entspricht, dies wird aber ungern akzeptiert. Daher muss man einen guten Kompromiss finden zwischen erfrischender Kühle und erforderlicher Wärme, um eine ausreichende Trinkmenge zu gewährleisten. **Magnesium** und **Vitamin C** sind im Wettkampfgetränk nicht von höchster Bedeutung. Sie können eher einem angenehmen Geschmack dienen; entsprechende Defizite müssen vor dem Wettkampf behoben sein, während des Wettkampfs ist dies nicht mehr möglich. Der Einsatz von Fruchtsäften als Basis zur Geschmacksverbesserung ist sinnvoll. Wegen der Fruchtsäuren ist jedoch eine höhere Verdünnung als 1 : 1 ratsam. Ein zu hoher Anteil an Magnesium und zu große Mengen Fruchtsaft können Durchfall verursachen.

> Fertig gemixte „Wunderpräparate" auf der Fitness- und Bodybuilding-Branche sind oftmals „kontaminiert" und beinhalten oft nicht angegebene Substanzen, die letztlich immer die Gefahr des positiven Dopingnachweises nach sich ziehen können. Also besser immer nur gesicherte (wenn auch etwas teurere) Präparate verwenden.

3.4.4 Nachwettkampfkost

- 1 g Kohlenhydrate pro kg Körpergewicht pro Stunde
- feste Mahlzeiten möglich
- Fruchtsäfte pur möglich
- Co-Transport Glukose/Kalium.

Die Nachwettkampfkost bezieht sich vorrangig auf die ersten zwei bis vier Stunden nach Wettkampfende. Die Verträglichkeit ist hier nicht mehr ganz so kritisch (daher in Einzelfällen auch unverdünnter Fruchtsaft möglich). Im Vordergrund steht das Auffüllen von Flüssigkeitsdefiziten und Glykogenspeicher. Für Letzteres ist eine gewisse Menge Kalium günstig (der Co-Transport in die Zelle funktioniert dann besser); ein höherer Kaliumgehalt findet sich in Bananen und Fruchtsäften.

4 Regeneration nach Training und Spiel

Ebenso wie bei der Darstellung der Vorbereitungsmaßnahmen auf Training und Wettkampf (Kap. 3) bietet es sich auch bei der Betrachtung der regenerativen Maßnahmen nach Training und Spiel an, in unmittelbare und mittel- und langfristige Regenerationsmaßnahmen zu unterscheiden.

Die vorrangige Zielsetzung der unmittelbaren Regenerationsmaßnahmen stellt die schnellstmögliche Wiederherstellung der körperlichen Leistungsfähigkeit nach Trainings-/Spielbelastungen dar. Bei den mittel- und langfristigen Regenerationsmaßnahmen wiederum steht die Optimierung der neurophysiologischen individuellen Leistungsvoraussetzungen vor allen Dingen unter Beachtung der fußballspezifischen Veränderungen bzw. Anpassungen der Becken-Bein-Achse im Fokus der Aktivitäten des jeweiligen interdisziplinären Betreuerteams.

Das vorliegende Kapitel beschäftigt sich in erster Linie mit den kurzfristigen Regenerationsmaßnahmen. Bei der Durchführung dieser Maßnahmen sollte folgende Abfolge der Maßnahmen eingehalten werden.

- Nach Trainings- und Spieleinheiten erfolgt nach Beendigung der Belastung zunächst die Durchführung aktiver Regenerationsmaßnahmen (siehe Kap. 4.1).
- Anschließend wird mit dem Wiederauffüllen der entsprechenden Energiespeicher durch ausreichende Aufnahme von Flüssigkeiten und Kohlehydraten begonnen (siehe Kap. 4.2).
- Nach Abschluss eines ebenfalls auf psychovegetativer Ebene regenerationsfördernden Duschbades kann dann eine Entmüdungs- oder Regenerationsmassage durchgeführt werden (siehe Kap. 4.3).

4.1 Aktive Regenerationsmaßnahmen

Andreas Schlumberger

4.1.1 Die Grundidee der aktiven Regeneration

Das Ziel des konditionell-koordinativen Trainings im Fußball besteht darin, im Rahmen der speziellen Bedingungen (lange Saison, hohe Wettkampffrequenz, relativ kurze Vorbereitungszeit) mit zielgerichteten Belastungsreizen die physische Fitness der Spieler zu verbessern und optimieren. Dies erfordert, dass das Trainerteam in bestimmten Phasen intensive Trainingsbelastungen zur Verbesserung der konditionellen Basis der fußballspezifischen Leistungsfähigkeit einsetzt.

Optimale Leistungsverbesserungen hängen allerdings nicht nur von der geeigneten Auswahl der Trainingsmethoden und der gelungenen Belastungssteuerung ab. Vielmehr sind erfolgreiche Konditionstrainingsprogramme auch vom zielgerichteten Einsatz regenerativer Maßnahmen nach intensiven Trainingsbelastungen abhängig. Dabei hat das Betreuerteam auch zu berücksichtigen, dass die hohen Belastungsreize der wöchentlichen Spiele in die regenerativen Planungen mit einzubeziehen sind.

Hochintensive körperliche Belastung in intensiven Trainingseinheiten und im Spiel sorgt in verschiedenen Funktionssystemen des Körpers (Herz-Kreislauf-System, Muskelstoffwechsel, Nervensystem, Muskelsystem) für Ermüdung und Stress. Dies führt zu unmittelbarem Verlust der Leistungsfähigkeit dieser Funktionssysteme und damit auch einer Einschränkung der Leistungsfähigkeit des Fußballspielers. In der folgenden Erholungsphase tritt dann eine sukzessive Wiederherstellung der Leistungsfähigkeit ein. Dies führt im Idealfall zur bekannten überschießenden Anpassungen (Superkompensation). In Rahmen mehrwöchiger und mehrmonatiger Trainingsphasen hängt das Ausmaß der Anpassung vor allem vom geeigneten Belastungs-Regenerations-Zusammenspiel ab. Damit Ermüdung und Stress der verschiedenen Funktionssysteme tatsächlich zur erwünschten Anpassung und Leistungsverbesserung führt, hat das Betreuerteam natürlich in der Hauptsache die notwendigen Regenerationszeiten nach ermüdenden Trainings- und Spielbelastungen zu berücksichtigen.

Aus sportphysiotherapeutischer Sicht ist in diesem Zusammenhang von größtem Interesse, inwieweit durch aktive Interventionen Regenerationsvorgänge beschleunigt werden können und damit eine schnellere Wiederherstellung der Leistungsbereitschaft im Vergleich zu einer rein passiven Pause erzielt werden kann. Dieses Kapitel beschäftigt sich schwerpunktmäßig mit regenerativen Maßnahmen, die **vom Sportler selbst** durchgeführt werden können. Weitere regenerativ Maßnahmen, die von betreuendem Personal durchgeführt werden (z. B. regenerative Massage), werden an anderer Stelle besprochen.

4.1.2 Physiologische Grundlagen

Im Fußball besteht häufig die Vorstellung, dass nach Übungseinheiten mit hoher muskulärer Belastung die anfallenden Stoffwechselzwischen- oder Endprodukte (wie z. B. Laktat) aktiv eliminiert werden müssen. Als praktische Konsequenz wird deshalb nach harten Trainings- und Spielbelastungen häufig direkt ausgelaufen. Häufig wird auch vermutet, dass ein Auslaufen Muskelkater verhindern kann. Während dies im Fußball eine sehr beliebte Vorgehensweise ist, sind die Begründungen dafür bisher eher weniger fundiert.

Physiologisch betrachtet besteht der Sinn aktiver Regenerationsmaßnahmen darin, die während der Belastung geforderten und ermüdeten Funktionssysteme auf ihr normales Funktionsverhalten zurückzuführen. In diesem Zusammenhang wird vermutet, dass aktive Regenerationsmaßnahmen in der Lage sind, Ermüdungs- und Stressfolgen wirksam zu reduzieren und damit die Regeneration beschleunigen zu können.

Um aktive Regenerationsmaßnahmen zielgerichtet einsetzen zu können, ist eine Betrachtung ausgewählter physiologischer Aspekte der Vorgänge in der Erholungsphase nach Belastung sehr hilfreich. Untersuchungen zeigen klar, dass **niedrigintensive, aerobe Bewegungsformen** (z. B. Auslaufen, Aquajogging) Laktat schneller abbauen als dies bei rein passiver Verhaltensweise der Fall ist. Wenngleich eine schnellere Laktatelimination direkt nach Belastungsende theoretisch einen schnelleren Rückgang der Ermüdungsfolgen anzeigt, so muss gleichzeitig bedacht werden, dass sich die belastungsabhängig gestiegenen Laktatwerte auch ohne aktive Regenerationsmaßnahmen zurückbilden. Dies dauert nur wenige Minuten (!) länger. Eine rein laktatbasierte Argumentation ist damit ein sehr limitierter Zugang bei der Frage nach dem optimalen Einsatz aktivregenerativer Maßnahmen.

Folglich ist zunächst zu hinterfragen, auf welchen Funktionsebenen gezielt Einfluss auf eine beschleunigte Regeneration genommen werden kann. Charakteristisch für die physiologische Regulation nach intensiven Trainingsbelastungen ist zunächst ein mehr oder minder ausgeprägtes Energiedefizit (z. B. in Form eines vorübergehenden lokalen ATP-Defizits oder der mangelnden Kohlenhydratverfügbarkeit durch Glykogenentspeicherung).

In diesem Zusammenhang erscheint zunächst primär bedeutend, das trainings- bzw. belastungsbedingte Energiedefizit zu normalisieren. Neben einer bestmöglichen ATP-Regeneration (Wiederherstellung der Verfügbarkeit der energiereichen Phosphatverbindung **A**denosin**tri**phosphat für den Muskelkontraktionsvorgang) trifft dies auch auf die schnellstmögliche Auffüllung der muskulären Energiespeicher zu (im Speziellen die Normalisierung der Kohlenhydratspeicher des Muskels).

Diese Erwägungen zeigen deutlich, wie wichtig für den Fußballspieler der Abbau von Energiedefiziten durch eine **kohlenhydratreiche Mahlzeit unmittelbar nach Training oder Spiel** ist. Gleichfalls ist zu diesem Zeitpunkt der **Ausgleich des belastungsbedingten Flüssigkeitsverlustes** anzustreben. Letztlich weisen neuere wissenschaftliche Befunde auch daraufhin, dass direkt nach Beendigung der Belastung auch eine geringe Menge an **Proteinen** (Eiweißen) verzehrt werden sollte. Dies verbessert die Proteinsynthese und beschleunigt damit die Regenerationsvorgänge der Muskelstruktur.

Im Hinblick auf den Ausgleich lokaler energetischer Defizite ist aus physiologischer Sicht zudem die ausreichende Sauerstoff- und Substratversorgung durch eine ausreichende lokale Muskeldurchblutung vermeintlich hilfreich. Dies trifft aus Sicht aktiver Regenerationsmaßnahmen für niedrigintensive, dominant aerobe Bewegungsformen zu. Es ist dabei allerdings grundsätzlich zu beachten, dass aktive Regeneration Belastung bedeutet und damit leicht die Regeneration behindert werden kann. So wurde zum Beispiel in wissenschaftlichen Untersuchungen beobachtet, dass ein niedrigintensives Abwärmen auf dem Radergometer zu einem schnelleren Laktatabbau als bei rein passivem Verhalten nach Belastungsende erfolgt. Allerdings wurden bei der aktiven Regeneration die Muskelglykogenspeicher weiter reduziert. Ein rein passives Verhalten hingegen wirkte sich positiv auf die Wiederauffüllung der Glykogenspeicher aus.

Des Weiteren wird vermutet, dass ein Auslaufen und Ausdehnen dem **Muskelkater** vorbeugt. Hierzu ist grundsätzlich festzustellen, dass ein Muskelkater im Sinne der muskulären Mikroverletzung immer dann eintritt, wenn die Muskulatur einer ungewohnt hohen muskulären Belastung und damit Beanspruchung ausgesetzt ist (z.B. vorwiegend bei negativ-exzentrischer Muskelarbeit). Wenn entsprechend ein muskelkaterauslösender Reiz im Training gesetzt wurde, ist dieser durch regenerative Maßnahmen kaum kurzfristig zu beseitigen. Befunde aus Untersuchungen zur Muskelkaterdynamik nach dominant exzentrischer Belastung zeigen vielmehr, dass ein Dehnen nach einer solchen Belastung die Schmerzsymptome des Muskelkaters tendenziell eher verstärken.

Physiologisch betrachtet verwundert dies eher weniger, da der Stretchingreiz einen Zug auf die traumatisierten Muskelstrukturen (initial hauptsächlich im Zytoskelett der Muskelzelle) ausübt und damit die Folgen des Trainingsreizes konsequenterweise eher verstärkt. Diese Befunde zeigen, dass ein muskelkaterauslösender Reiz einen sorgsamen Umgang mit dem traumatisierten Gewebe erfordert. Ein unmittelbares Dehnen scheint in diesem Zusammenhang eher weniger sinnvoll zu sein. Eine leichte **Durchblutungsförderung** mag hier durchaus Vorteile haben, das häufig angewandte Auslaufens scheint hier jedoch eher weniger zum Ziel zu führen, da mit dem Auslaufen ein weiterer exzentrischer Belastungsreiz verbunden ist. Erfolg versprechend erscheinen in diesem Zusammenhang dagegen Belastungsformen wie **Aqua-Jogging** oder eine **Radergometerbelastung.** Ergänzend ist anzumerken, dass nach reinen Schnelligkeits-, Schnellkraft- oder Maximalkrafteinheiten von aerober Tätigkeit nach Trainingsende abzuraten ist. Der Grund hierfür ist, dass die für diese Trainingsformen charakteristische hochfrequente Ansteuerung der Muskulatur von einem darauffolgenden niederfrequenten Trainingsreiz (wie dem niedrigintensiven Aqua-Jogging oder Radfahren) in der Trainingswirkung massiv gestört werden kann. Gegensätzliche Reize stören optimale Schnelligkeits- und Schnellkraftanpassungen.

4.1.3 Methodisches Vorgehen

Die vorangehenden Erwägungen zeigen deutlich, dass sich aktive Regeneration nicht nur auf ein niedrigintensives Auslaufen nach Training oder Spiel begrenzen lässt. Vielmehr sollten die verantwortlichen Betreuer aktiv-regenerative Maßnahmen im gesamten Zeitraum zwischen dem Ende einer Trainingseinheit oder eines Spiels bis zur nächsten folgenden intensiveren Trainings- oder Spielbelastung planen.

Als unmittelbare regenerative Maßnahme nach Belastungsende ist eine **Grundversorgung mit wichtigen Nährstoffen** zu empfehlen. Praktisch ist hier die Flüssigkeitszufuhr in Kombination mit kohlenhydratreichen Substanzen, ergänzt mit einem bestimmten Eiweißanteil (z.B. Carbo-Protein-Bars), anzuraten. Die unmittelbare Reduktion energetischer Defizite durch Nährstoff- und Flüssigkeitszufuhr gehört natürlich nicht zu den eigentlichen aktiven regenerativen Maßnahmen. Es ist dennoch wichtig, diese in die Überlegungen mit einzubeziehen, da damit erst die Voraussetzung für aktiv-regenerative Maßnahmen geschaffen wird.

Die Stoffwechselnormalisierung ist eine wichtige Voraussetzung, um die Muskulatur optimal entspannen zu können. Insofern erscheint es ratsam, ein **Stretching** mit dem Ziel, entspannte Muskulatur zu dehnen, nicht direkt nach Belastungsende in ein aktives Cool-Down zu integrieren. Vielmehr sollte es als separater regenerativer Trainingsinhalt **frühestens 2 bis 3 Stunden nach Belastung** oder am nächsten Tag zu Trainingsbeginn durchgeführt werden. Wir betrachten das Muskelstretching in diesem Zusammenhang als eine wichtige „Maßnahme zur Muskelpflege". Als „Muskelpflege" bezeichnen wir die Normalisierung der gesamten neuro-myofascialen Funktion. Dies beinhaltet den Abbau belastungsbedingter Verkürzungsrückstände bzw. „-informationen" (nerval und/oder muskulär-bindegewebig) durch eine aktive Verlängerungs-/Zuginformation.

Entsprechend steht beim regenerativen Stretching folglich nicht die Entwicklung der Beweglichkeit als Ziel im Vordergrund. Dennoch wird das Stretching auch in diesem Zusammenhang zum Erhalt einer individuell normgerechten Beweglichkeit beitragen. Dies lässt sich aus Beobachtungen der Muskelkaterforschung ableiten. Dort wurde vielfach registriert, dass bei Muskelkatersymptomen gleichzeitig eine vorübergehende reduzierte Bewegungseinschränkung auftritt. Regenerative Stretchingmaßnahmen können deshalb als eine mögliche Strategie zur beschleunigten Wiederherstellung normaler Gelenkausschläge betrachtet werden.

Wir empfehlen beim regenerativen Stretching eine **Haltedauer von 1 Minute pro Muskelgruppe.** Dabei kann die entsprechende Dehnung 2- bis 3mal pro Muskelgruppe ausgeführt werden. Um eine bestmögliche Grundentspannung zu ermöglichen, ist anzuraten, das regenerative Stretching in grundentspannter Rücken-, Bauch- oder Seitlage durchzuführen. Für das regenerative Stretching empfiehlt sich für den Fußballspieler ein statisch-haltendes Dehnen der wichtigsten, im Fußball hoch belasteten Muskelgruppen (vorwiegend M. quadriceps femoris, ischiokrurale Muskelgruppe, M. triceps surae, Adduktoren, M. iliopsoas, M. tensor fascia latae, komplette Glutealmuskulatur, M. erector spinae, Abdominalmuskulatur).

Im Hinblick auf die Relaxation der Hüft-Becken-Lenden-Muskeln und des normalen Bewegungsausmaßes der beteiligten Gelenke und Gelenksysteme sind zudem aktive **dynamisch-mobilisierende Maßnahmen** zu empfehlen. Diese beinhalten:

- die Mobilisation der Bewegungsrichtungen Extension und Flexion
- die Mobilisation der Lateralflexion und der Rotation der Lendenwirbelsäule und
- die Rotationsmobilisation des Hüftgelenks.

Diese Übungen werden in Rücken- oder Bauchlage ausgeführt. Entsprechende Übungsformen werden intervallartig (4- bis 5mal 20 Wiederholungen) mit langsam-kontrollierter Bewegungsausführung durchgeführt.

Ergänzend zu den dargestellten Funktionen des Stretchings und aktiver Mobilisationstechniken ist auch die **psychophysische Entspannung** als Wirkfaktor einer beschleunigten Regeneration zu betrachten. Gerade das häufig beim Sportler zu beobachtende subjektive Empfinden ökonomischerer Bewegungsabläufe nach einem regenerativen Stretching und dynamischem Mobilisieren untermauern die wahrscheinlich leistungsoptimierende Wirkung des Stretchings als aktive Regenerationsmaßnahme.

Ein weiterer wichtiger Faktor in der Planung der Regeneration ist die **Integration spezieller regenerativer Einheiten.** Der Aufbau der körperlichen Fitness des Fußballspielers erfordert hohe Trainingsbelastungen. Diese sind im Sinne der optimalen Tolerierung und damit des Vermeidens von Übertrainingssituationen mit Trainingsinhalten mit niedrigen, dominant aeroben Belastungskonfiguration sorgfältig abzustimmen. Insofern empfehlen wir in Phasen **hoher Trainingsbelastungen** (z. B. in der Vorbereitung) die Integration regenerativer Trainingseinheiten mit dominierend aerobem Charakter. Dies kann in Form von lockeren Waldläufen, Aqua-Jogging oder Radeinheiten, aber auch auf dem Fußballplatz als Kombination aus niedrigintensiver ballorientierter Bewegungsarbeit unter Integration von Mobilisations- und Stretchingmaßnahmen stattfinden. Insofern sollte **ausgleichendes Laufen** nicht als Auslaufen nach dem Training eingesetzt werden, sondern vielmehr als separate Trainingseinheit an Tagen mit geplant **niedriger Trainingsbelastung.**

Regenerative Trainingseinheiten auf dem Fußballplatz mit variabler koordinativer, auch ballorientierter Belastung können regenerativ auf das zentrale Nervensystem und auch auf psychoregulatorische Prozesse wirken. Demnach lässt sich festhalten, dass regenerative Trainingseinheiten als notwendige Ergänzung zu intensiven Belastungen fester Bestandteil einer effektiven und zielgerichteten Belastungssteuerung im Training sein sollten.

Weitere ergänzende aktiv-regenerative Maßnahmen, die an **Niedrigbelastungstagen** durchgeführt werden können, sind:

- Vibrationsreize (lokal appliziert oder Ganzkörpervibrationsreize) zum Zweck der Muskelrelaxation, Verbesserung der lokalen Durchblutung und einer positiven Beeinflussung der anabolen Hormonlage (bei gleichzeitiger Reduktion des Levels an Stresshormonen)

- niedrigintensive Elektrostimulation zur lokalen Durchblutungsförderung
- kryotherapeutische Maßnahmen.

Abschließend ist noch festzuhalten, dass aufgrund der vielschichtigen Möglichkeiten der psychophysischen Regeneration individuellen Vorlieben durchaus ein hoher Stellenwert beigemessen werden sollte. Ein allzu starres Festhalten an regenerativen Maßnahmen im kompletten Mannschaftsverbund ist damit häufig auch weniger zielorientiert.

4.2 Ernährung als Regenerationsmaßnahme
KLAUS EDER

Aufgrund der Belastungsstruktur innerhalb einer Spielsaison mit ein bis zwei Spieltagen pro Woche über einen Zeitraum von vier bis fünf Monaten (Vorrunde und Rückrunde) stellt das schnelle und zeitnahe Wiederauffüllen der verschiedenen Speicher des Organismus einen wichtigen Aspekt der Betreuung dar. Dabei sind generell die gleichen Aspekte der Trainings- und Vorwettkampfkost zu beachten und zu berücksichtigen (siehe Kap. 3.4). Weiterhin sollten nachfolgende Hinweise zusätzlich umgesetzt werden, um optimale Leistungsvoraussetzungen für die nachfolgenden Trainingsbelastungen sowie das nächste Spiel zu schaffen.
- 1 g Kohlenhydrate pro kg Körpergewicht pro Stunde
- feste Mahlzeiten möglich
- Fruchtsäfte pur möglich
- Co-Transport Glukose/Kalium.

Die Nachwettkampfkost bezieht sich in erster Linie auf die ersten 2 bis 4 Stunden nach Wettkampfende. Die Verträglichkeit ist hier nicht mehr ganz so kritisch (daher in Einzelfällen auch Fruchtsaft möglich). Im Vordergrund steht das Auffüllen von Flüssigkeitsdefizit und Glykogenspeicher. Für Letzteres ist eine gewisse Menge Kalium günstig (der Co-Transport in die Zelle funktioniert dann besser), die sich gehäuft in Bananen und Fruchtsäften findet.

> ! Fertig gemixte „Wunderpräparate" aus der Fitness- und Bodybuilding-Branche enthalten oft nicht angegebene Substanzen, die letztlich immer die Gefahr eines positiven Dopingnachweises nach sich ziehen können. Also nur gesicherte (wenn auch etwas teurere) Präparate verwenden.

4.3 Massage

Klaus Eder

4.3.1 Individuelles Behandlungskonzept

Die klassische Massage ist eines der ältesten Heilmittel der Menschheit und in zahlreichen verschiedenen Kulturen zu finden. Insbesondere im Rahmen der Regeneration nach Training und Spiel hat die Massage bei der interdisziplinären medizinischen Betreuung von Fußballmannschaften ihren festen Platz. Es kommen die jeweiligen therapeutischen Maßnahmen wie Streichungen, Knetungen, Friktionen, erschütternde und schüttelnde Griffe sowie Vibrationen gezielt zum Einsatz.

Es ist die Aufgabe des Therapeuten, aus der Vielzahl der therapeutischen manuellen Techniken zielgerichtet diejenige Maßnahmen-Konfiguration auszuwählen und individuell für den einzelnen Spieler zu dosieren (Intensität, Dauer, Schnelligkeit und Kombination der verschiedenen therapeutischen Techniken), die den individuellen Anforderungen gerecht wird und zu den gewünschten Therapieergebnissen führt. Dies wird der erfahrene Therapeut im Sinne einer Regelung biokybernetischer Prozesse schon direkt während der Massage im Sinne eines **„Biofeedbacks"** kontrollieren. Hierzu ist die individuelle langfristige Therapiezielsetzung genauso zu beachten und im Hinterkopf zu behalten wie die aktuelle Situation nach Training oder Spiel.

Hier entscheidet auch die Kommunikation im Betreuungsteam über den Erfolg der durchgeführten Maßnahmen bezüglich der Optimierung der Leistungsfähigkeit eines einzelnen Spielers. „Last but not least" sind die Sportphysiotherapeuten mit die wichtigsten Vertrauenspersonen der einzelnen Spieler. Sie verbringen sehr viel Zeit mit ihnen, was dazu führt, dass der Sportphysiotherapeut bei seiner Betreuungstätigkeit eine sehr genaue Kenntnis sowohl bezüglich des körperlichen als auch psychischen aktuellen Zustandes bzw. Befindens des einzelnen Sportlers hat. Nicht selten finden Stimmungs- und Motivationsänderungen in organischen oder körperlichen Reaktionen ihren Niederschlag und werden vom Sportphysiotherapeuten als erstes notiert. Insofern hat der Sportphysiotherapeut auch eine hohe Verantwortung sowohl gegenüber dem einzelnen ihm anvertrauten Spieler als auch gegenüber dem gesamten Trainer- und Betreuungsteam.

4.3.2 Therapiewirkungen der Massage

Die richtige Auswahl der verschiedenen Massagetechniken in Kombination mit der adäquaten Dosierung und Kombination der Maßnahmen können folgende Therapiewirkungen erzielen:
- lokale und großflächige Hyperämie oberflächer und tiefer Gewebeschichten (Haut und Muskulatur) auf mechanischem und reflektorischem Weg mittels Kapillarerweiterung sowie Mehrdurchblutung großer Gefäße
- Steigerung von Stoffwechselvorgängen in Kombination mit beschleunigter Entsorgung (Resorption) von Stoffwechselendprodukten und damit verbundener beschleunigter Entmüdung nach Muskelarbeit
- Gefäß- und Gewebsflüssigkeitsverschiebung vor allen Dingen der inter- und intrazellulären Flüssigkeiten sowie von Venen und Lymphbahnen
- Verbesserung der Permeabilität der Epithel- und Muskelzellen mit der Folge einer verbesserten Resorptionsrate nach muskulären Belastungen
- Tonusregulation der Gefäße und der Muskulatur
- Reflektorische Wirkungen mittels der eingesetzten mechanischen Therapietechniken auf die verschiedenen Nervenendigungen (Haut, Ligamente, Sehnen und Muskeln) mit lokalen und allgemeinen Wirkungen mittels ausgelöster Fremd- und segmentaler Reflexe
- Humorale Wirkungen mittels Ausschüttung verschiedener Wirkstoffe (wie z. B. Histamin, Acetylcholin, Adrenalin/Noradrenalin)
- Psychische Wirkungen: mittels der ausgelösten Veränderungen an den Nervenendigungen werden Vegetativum und Zentralnervensystem und schließlich die Formatio reticularis beeinflusst und so belebende oder beruhigende Wirkungen auf das Gesamtbefinden der Spieler erreicht
- Schmerzlindernde Effekte mittels meist intensiver Massagegriffe, die mittels Ausschüttung von Enkephalin und Opioiden eine supraspinale „counter irritation" von in bestimmten Abschnitten des zentralen Nervensystems gelegenen Hemmsystemen aktivieren. In der Folge wird die Bildung von Endomorphinen bei gleichzeitiger Ausschwemmung schmerzauslösender Substanzen (Histamin, Serotonin, Neuropeptide, Bradykinin etc.) initiiert
- Stimulierende und harmonisierende Wirkung auf das Immunsystem durch regelmäßige Durchführung von Ganzkörpermassagen. Hierbei werden signifikante Anstiege von Leukozyten, Monozyten- und Thrombozyten, ein Abfall von Interleukin 4 und 6 sowie ein Anstieg von Interleukin 10 etc. beschrieben.

4.3.3 Kontraindikationen

Trotz der oben beschriebenen positiven physiologischen Wirkungen und Einflussmöglichkeiten der Massage auf verschiedene biologische Systeme des Organismus dürfen bei bestimmten Problembereichen keine Massagetechniken angewendet werden. Im Zweifelsfall sollte auf jeden Fall Rücksprache mit dem Mannschaftsarzt gehalten werden. Die zu berücksichtigenden **absoluten** Kontraindikationen sind:
- fieberhafte Erkrankungen
- tumoröse Prozesse und Lymphome
- entzündliche Prozesse
- Ulzerationen
- Dermatosen
- Hämophilie und Antikoagulanzien-Therapie
- Gefahrenzonen hinsichtlich Phlebitis und Thrombose
- frische Herzinfarkt und/oder dekompensierte Herzinsuffizienz
- bekanntes reflexdystrophisches Syndrom (Morbus Sudeck)
- im Verschlussgebiet von arteriellen Verschlusskrankheiten.

(Zusammenstellung aus DSB-Script Sportphysiotherapie, Kapitel Massagetherapie, Bruno Blum S. 7)

4.3.4 Entmüdungs- oder Regenerationsmassage im Fußball

Neben den vielfältigen Therapieformen manueller Massagetechniken bei der Therapie von Verletzungen sollen im Folgenden lediglich die Form der Massage beschrieben werden, die im Rahmen trainings- und spielbegleitender Maßnahmen als so genannte **Sportmassage** einen Beitrag zur Optimierung der Regeneration nach körperlicher Belastung leistet.

Zielsetzung

Durch eine Regenerationsmassage sollen nach entsprechenden Trainings- oder Spielbelastungen die physiologischen Regenerationsprozesse im Organismus und speziell in der Muskulatur (hier natürlich in der belasteten Arbeitsmuskulatur) unterstützt werden und dadurch letztlich die Regenerationszeit bis zur nächsten möglichen Belastung verkürzt werden. Darüber hinaus sollen der Abbau von Stoffwechselendprodukten aus der Muskulatur gefördert und beschleunigt und ein normaler und physiologischer Muskeltonus wieder hergestellt werden. In der Folge wird sich dann auch insgesamt das vegetative Nervensystem auf Ruhe und Regeneration einstellen.

In diesem Zusammenhang müssen selbstverständlich potenzielle Fehlspannungen der Muskulatur bis hin zu feststellbaren Myogelosen und/oder anderweitige Überlastungssymptome sofort behandelt werden, da deren Fortbestand sowohl die aktuell ablaufenden Regenerationsprozesse behindern als auch zukünftig die Belastungstoleranzen der betroffenen biologischen Strukturen negativ beeinflussen würden.

Methodik

- Regenerationsmassagen sollten in der Regel 20 bis 30 Minuten dauern, können aber bei Bedarf im Einzelfall durchaus auf bis zu 1 Stunde ausgedehnt werden.
- Im Verlauf der Massage wird sich der Sportphysiotherapeut zwar auf belastete und ermüdete Muskelgruppen konzentrieren, individuelle Präferenzen des jeweiligen Sportlers sind jedoch trotzdem zu berücksichtigen. Führt eine Ganzkörpermassage zum gewünschten psychovegetativen Effekt, weil der Sportler die Massage als angenehm empfindet, so spricht nichts gegen eine Ganzkörpermassage.
- Als **Grifftechniken** sollten dabei vorzugsweise langsame und intensive Streichungen, stark muskelverformende Knetungen sowie adäquate Formen von Friktionen zur lokalen Behandlung von Gewebsveränderungen im Sinne von Myogelosen, hypertonen Muskelarealen sowie von Muskel-Sehnen-Übergängen zur Anwendung kommen. Alle Griffe werden dabei aber immer wieder mit großflächigen auspressenden Beidhandstreichungen unterbrochen bzw. abgeschlossen.
- Zur Optimierung des psychovegetativen Regenerationseffekts und der Entspannung hat die Regenerationsmassage ausdrücklich einen **monotonen und beruhigenden Charakter.** Sie schließt mit dem Rücken ab. Vor allen in diesem Bereich werden großflächige, kreisende und langsame Streichungen durchgeführt.
- **Intensität** und **Dauer** von Regenerationsmassagen hängen selbstverständlich davon ab, ob und wann die nächste Belastung (Training und/oder Spiel) erfolgen soll. Eine extrem kräftige Entmüdungs- oder Regenerationsmassage kann durchaus bis zu 2 Tage nach der Intervention das für die körperliche Leistungsfähigkeit so notwendige Muskelspannungsgefühl des Sportlers beeinträchtigen und reduzieren und somit eher leistungslimitierend wirken.
- Nicht zuletzt birgt die Regenerationsmassage auch die Chance, lokale Überlastungssymptome, Mikrotraumatisierungen und unregelmäßige Fehlspannungen an der Muskulatur frühzeitig zu erkennen und deren Behandlung einzuleiten.

Hierzu ein Tipp aus der Praxis: Bei besonders starken (vor allen Dingen lokal auftretenden) Überlastungssymptomen kann im Verlauf der Massage ein leicht hyperämisierendes Gleitmittel verwendet werden, um zusätzlich den lokalen Stoffwechsel noch etwas zu erhöhen und autoreparative sowie regenerative Stoffwechselprozesse zu ermöglichen und zu fördern.

4.4 Normalisierung des bioenergetischen Stromflusses

Neuere neurophysiologische Untersuchungen belegen die Bedeutung des zentralen Nervensystems bei der Steuerung muskulärer Aktivitäten. Die komplexe Regelung dieser muskulären Aktivitäten und deren Kontrolle über die Propriorezeption (insbesondere die afferent-efferent inhibitorische (hemmende) und exzitatorische (stimulierende) Wirkung mittels der Rückkopplungskreise der Muskelspindeln) bedarf dabei eines optimal ausgeprägten bioenergetischen Stromflusses durch Ionisation der betroffenen Zellen.

Titan wird die Fähigkeit zugeschrieben, vorhandene Unregelmäßigkeiten im natürlichen bioenergetischen Stromfluss durch **Ionisation der Zellen** auszugleichen. In der Folge wird eine Entspannung des Muskelgewebes gefördert und somit eine schnellere Regeneration erreicht.

Hierzu werden von der Industrie mittlerweile verschiedene Produkte angeboten. Dabei sind Titanpartikel in z. B. Halsketten, Armreife, Tapes und Pflaster etc. eingearbeitet und werden auf der Haut getragen. In der Folge wird der Organismus offensichtlich (durch die verbesserte Permeabilität der Zellen wegen der verbesserten Ionisationsfähigkeit der Zellen) in die Lage versetzt, Regenerationsprozesse in verstärktem Maße zu organisieren.

5 Erste Hilfe nach Verletzungen

Klaus Eder

Da im Fußballsport in der Mehrzahl beim Training und/oder Spielbetrieb kein Arzt und/oder Physiotherapeut/Masseur anwesend ist, sollten die Betreuer in der Lage sein, bei Verletzungen eine adäquate und richtige erste Hilfe zu leisten.
Im schlimmsten anzunehmenden Fall findet der Betreuer den betroffenen Spieler ohne Bewusstsein auf dem Spielfeld z. B. nach Kopfballduell (nach Kopf-an-Kopf-Kontakt) vor. Mit das Wichtigste ist dann die **Freihaltung der Atemwege,** um eine normale Atmung zu gewährleisten. Nicht selten legt sich die Zunge (oder auch Zähne etc.) auf die Luftröhre und verhindert somit eine freie Atmung, so dass es hierdurch zu einer lebensbedrohenden Situation kommt. Aus diesem Grunde empfehlen wir, im Betreuerkoffer einen Tubus mitzuführen, der in diesem Fall zwischen die Zähne geschoben wird. Dadurch wird ein sicherer Zugang zur Mundhöhle geschaffen und die die Atmung beeinträchtigenden Strukturen können entfernt werden. Hier ist vom Betreuer ein couragiertes und entschlossenes Eingreifen gefordert und notwendig.

> ! Auf keinen Fall darf ein Betreuer einem bewusstlosen Spieler ohne Sicherung in den Mund fassen (Zubeißgefahr!).

Anschließend muss der Spieler in eine **stabile Seitenlage** gebracht werden und unverzüglich ein Arzt und/oder Krankenwagen angefordert bzw. gerufen werden.
Ist der verletzte Spieler ansprechbar, sollte sich auch der medizinisch Ungeschulte erkundigen, ob ein „Knacken" oder „Knirschen" vom betroffenen Spieler während der Verletzung wahrgenommen wurde. Darüber hinaus begutachtet man die verletzte Region auf eine eventuell anormale Stellung, wie dies z. B. nach einer Fraktur oder Luxation der Fall sein kann. Dies hätte zur Folge, dass der Spieler mit einem Krankenwagen zur nächsten Klinik oder zum nächsten Arzt transportiert werden muss. Die Aufgabe des Betreuers besteht in diesem Fall darin, den verletzten Spieler durch Zureden so weit es geht zu beruhigen. Hektik und Stress von Seiten

des Betreuers sind absolut zu vermeiden und wirken eher kontraproduktiv.

Sind die bisher geschilderten Symptome nicht erkennbar, und handelt es sich aller Voraussicht nach um ein Trauma an Gelenk, Muskel oder Haut, sind folgende **Prinzipien** zu beachten:
- Blutstillung
- Schmerzdämpfung
- Hämatomhemmung.

Allgemein gilt es zunächst, die lebenswichtigen Funktionen aufrecht zu erhalten, die bei zuviel **Blutverlust** gefährdet sein könnten (Volumenmangelschock). Diese grundlegenden Aufgaben sollte jeder Betreuer (Arzt, Physio, Masseur oder sonstige Betreuer) beherrschen und durchführen können (siehe Kap. 5.2).

Sowohl Haut als auch andere biologische Strukturen wie Knochenhaut, Gelenkkapsel und Muskeln sind sehr sensibel und kommunizieren permanent mit dem zentralen Nervensystem. Sie melden nicht nur Funktionen, sondern vor allen Dingen auch Schäden. Diese Schadensmelder bezeichnet man als Nozirezeptoren oder Schmerzrezeptoren. Die Deutsche Gesellschaft für Schmerztherapie empfiehlt zur raschen **Schmerzdämpfung** die Applikation von Kälte auf der entsprechenden biologischen Struktur/Haut um ca. −20 °C. Diese Temperatur gewährleistet **Chlorethyl** (Aether chloratus) oder auch Eiswürfel direkt aus dem Gefrierfach.

> ! Chlorethyl niemals auf verletzte Hautstellen sprühen und nicht im Kopf-Hals-Bereich anwenden, um ein Einatmen zu vermeiden.

Nach einer Verletzung ist der Körper bestrebt, rasche Selbstheilungsmechanismen in Gang zu setzen. Dabei öffnet er alle Blutgefäße, welche um das Verletzungsgebiet verlaufen, um möglichst viele „autoreparative (selbstheilende) Stoffe" (Lymphozyten, Granulozyten etc.) in das betroffene Gebiet einzuschleusen. Dieses Verhalten bezeichnen wir als „Übertreibungsmechanismus". Eine ungebremste Einblutung in das verletzte Gebiet erschwert jedoch nicht nur die Diagnose, sondern verursacht unnötige und ausgedehnte Verklebungen auch an nicht verletzten benachbarten biologischen Strukturen. Die Wiederaufnahme von Training/Wettkampf kann sich dadurch nochmals erheblich verzögern. Um dies zu vermeiden, muss mit 20 Megapascal komprimiert werden.

5.1 Stumpfes Trauma

Unter einem Stumpfen Trauma versteht man eine nach außen nicht blutende Verletzung, wie z. B. Verstauchung, Zerrung, Muskelfaserriss etc.

Symptome:
- lokaler Schmerz an Gelenk und/oder Muskulatur
- Belastungsschmerz, z. B. beim Aufstehen/Gehen
- Schmerzen bei Muskelanspannung oder Dehnung
- eventuell Schwellung.

Maßnahmen:
- Kälte und Kompression
- Hochlagern
- Weiterleitung an Arzt, wenn nicht erreichbar, dann Physiotherapeut.

Zunächst sollte mit **Kühlspray** (z. B. Chlorethyl) mit einem Mindestabstand von ca. 30 cm mit wiederholten kurzen Sprühstößen (ca. jeweils 5 bis 10 Sekunden) das betroffene Gewebe gekühlt werden. Diese Form der Therapie sollte nicht länger als 1 Minute andauern. Darüber hinaus kann mit Hilfe des Schwamms aus einer speziellen Kühlbox kaltes Eiswasser auf die verletzte Stelle, gegebenenfalls auch durch Stutzen und/oder Socken, verabreicht werden.
Kann der betroffene Spieler den Trainings-/Spielbetrieb aufgrund der anhaltenden Schmerzsituation nicht mehr aufnehmen, so wird jetzt vom Betreuer am Spielfeldrand eine **nasskalte Kompresse** angelegt. Hierzu benötigt man vorgefertigte Schaumgummiprotektoren aus der Eisbox (Abb. 5-1), die nach dem Anlegen den Kompressionsdruck gleichmäßig auf eine größtmögliche Fläche verteilen sollen. Hierzu werden schon im Vorfeld entsprechende Aussparungen für den inneren und äußeren Knöchel ausgeschnitten. Diese werden dann mit einer elastischen Binde in der Kühlbox in Eiswasser gelagert. Die Protektoren werden wie benötigt am Knöchel angelegt (Abb. 5-2) und anschließend durch die ebenfalls im Eiswasser gekühlte elastische Binde, beginnend mit den Mittelfußstrukturen aufsteigend über die Ferse hoch über die Knöchel, mit entsprechendem Zug (um die avisierten 20 Megapascal Druck zu erreichen) fixiert (Abb. 5-3). So versorgt kann der Spieler dann zum Arzt transportiert werden, um eine Diagnose und definitive Versorgung zu erhalten.

5.1 Stumpfes Trauma

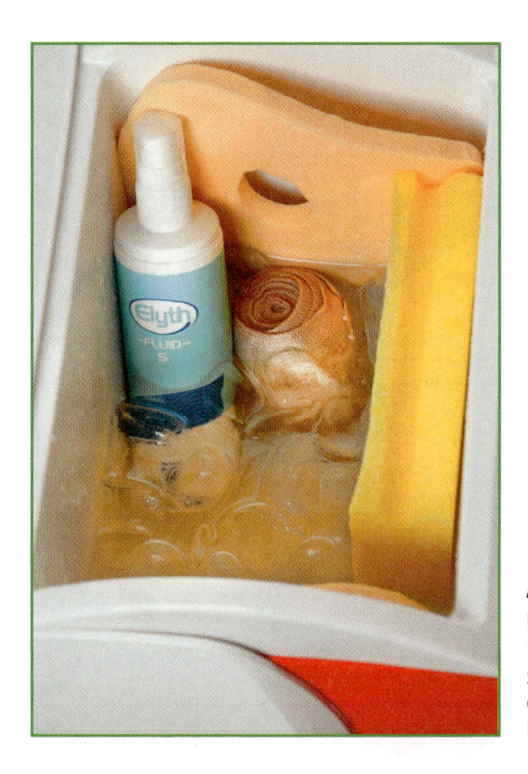

Abb. 5-1 Kühlbox mit Inhalt (Schwamm, Schaumgummiprotektoren, elastische Binde, Elyth-Fluid)

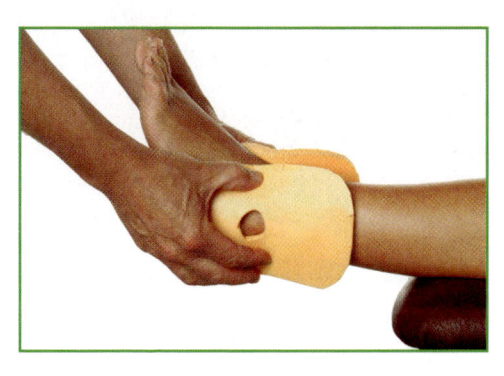

Abb. 5-2 Anlegen der eisgekühlten Schaumgummiprotektoren

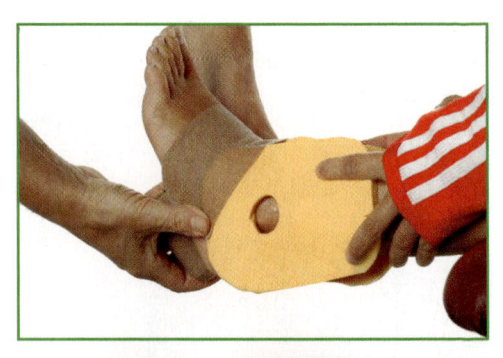

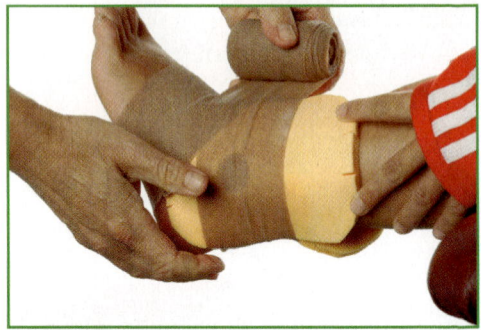

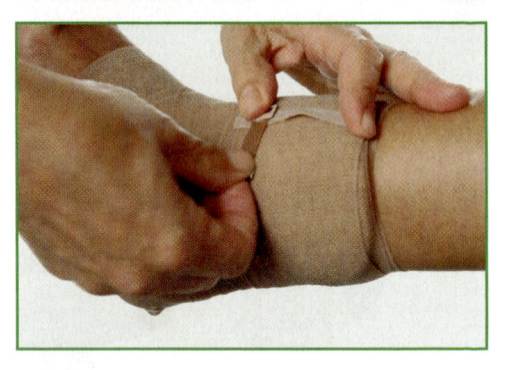

Abb. 5-3 Fixieren von Schaumgummiprotektoren am Gelenk mithilfe der eisgekühlten elastischen Binde

Sind die Schmerzen nicht gelenknah, sondern offensichtlich in der **Muskulatur** (Spannungs- oder Dehnungsschmerz) lokalisiert, so wird der nasskalte Kompresssionsverband im Bereich der betroffenen Muskulatur angebracht. Zu diesem Zweck wird zunächst die Läsionsstelle palpiert (Abb. 5-4) und mit einem Stift markiert. Anschließend wird ein vorher zugeschnittener Schaumstoffprotektor

5.1 Stumpfes Trauma

(Abb. 5-5) aus dem Eiswasser der Kühlbox geholt und zentral mit der höchsten Erhebung des Schaumstoffprotektors auf der Läsionsstelle platziert (Abb. 5-6).
Mit einer elastischen Binde, die ebenfalls im Eiswasser der Kühlbox gelagert war, wird nun, von der Körperperipherie her beginnend, der

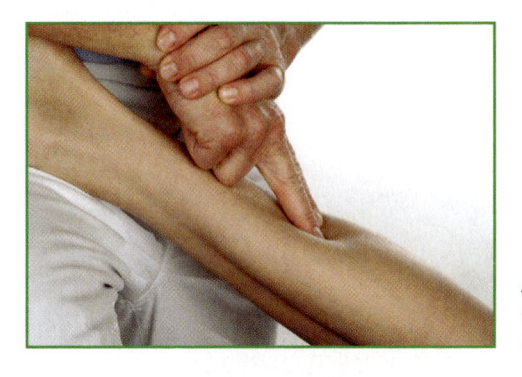

Abb. 5-4 Palpation der verletzten Muskulatur

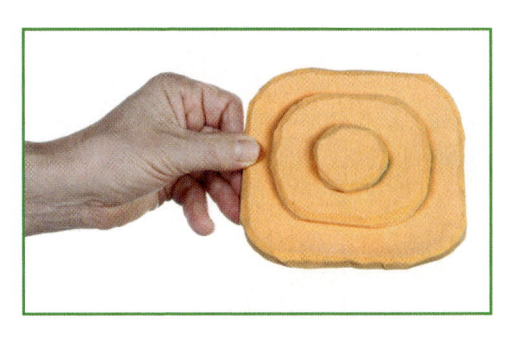

Abb. 5-5 Zugeschnittener Schaumstoffprotektor

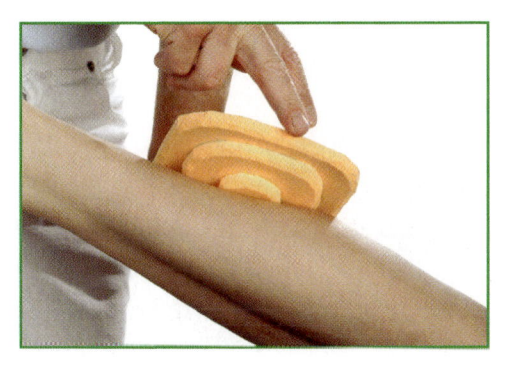

Abb. 5-6 Platzierung des Schaumstoffprotektors auf der verletzten Muskulatur

Schaumstoffprotektor mit einer Zugspannung von 20 Megapascal (was der Elastizität der elastischen Binde entspricht, vgl. Abb. 5-7) fixiert und abschließend mit einer Klammer (sog. „Schwiegermutter") fixiert.

Derart versorgt wird der Spieler schnellstmöglich einem Arzt zur Erstellung einer Diagnose vorgestellt.

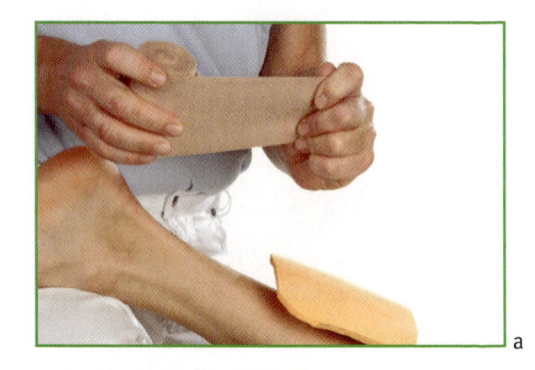

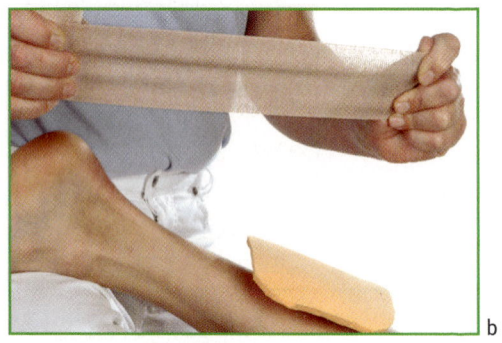

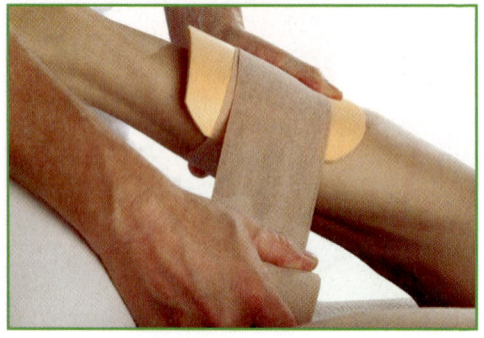

Abb. 5-7 a–c Fixierung eines Schaumstoffprotektors an der Muskulatur mithilfe einer elastischen Binde

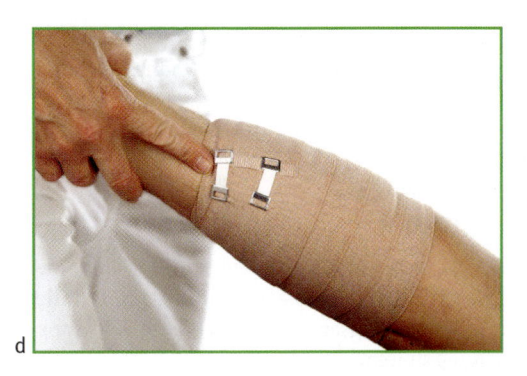

Abb. 5-7d Fixierung eines Schaumstoff-protektors an der Muskulatur mithilfe einer elastischen Binde

5.2 Wund-/Hautverletzungen

5.2.1 Schürfwunden

Schürfwunden kommen im Fußball häufig vor (Abb. 5-8). Besonders nach Tacklings und damit verbundenem Rutschen der Haut über dem Spielfeld fixieren sich Erde, Staub, Gras und vor allen Dingen Linienmarkierungsfarbpartikel an den entsprechenden Hautarealen und bergen die Gefahr anschließender Entzündungen.

Symptome:
- brennender Schmerz
- Bewegungsschmerz
- Berührungsschmerz
- nässende Wundoberfläche.

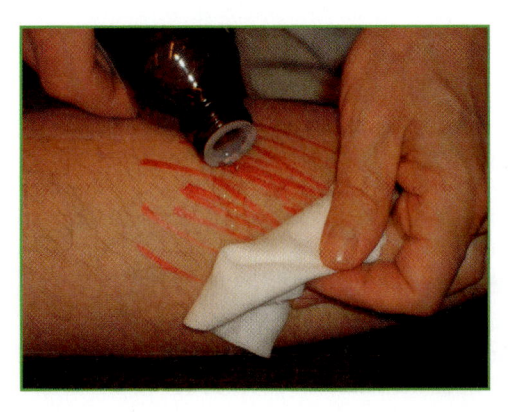

Abb. 5-8 Ausspülen einer Schürfwunde

Maßnahmen:
- Spülung mit 3%igem Octenisept® oder Betaisodona®-Lösung (Vorsicht, kann brennen)
- grobe Verschmutzungen durch Abtupfen mit steriler Kompresse entfernen
- Versorgung mit Mercuchrom®
- steril-trocken oder feucht abdecken (wenn erforderlich).

Die Erfahrung hat gezeigt, dass ein Austrocknen an der Luft die Wundheilung bei Schürfwunden günstig beeinflusst. Muss die Wunde vor „Scheuern" an Trainingsanzug oder anderer Kleidung geschützt werden, kann auch eine handelsübliche hydrokolloide Wundabdeckung (z.B. Algoplaque®) angewendet werden.

> ! Um die Wundheilung nicht zu gefährden, sollte die Wundabdeckung so lange verbleiben, bis sie sich von alleine ablöst.

Alternativ dazu kann auch ein hydrokolloider Netzverband (z.B. Urgotül®) angelegt werden. Darauf wiederum wird eine mit Elyth flüssig getränkte sterile Mullkompresse appliziert und mit Elastomull haft (kohäsive Bandage) fixiert. Das erlaubt eine ständige Versorgung mit Elyth flüssig, um so ein schnelleres Abheilen der Schürfwunde zu ermöglichen.

5.2.2 Platzwunden

Bei der Platzwunde handelt es sich um ein „Aufplatzen" der Haut, das meist mit einer sehr starken Blutung einhergeht. Diese gilt es primär zu stillen und zu begrenzen.

Symptome:
- heftiger Schmerz
- meist starke Blutung.

Maßnahmen:
- Wundreinigung
- 1 : 1000 Adrenalin (Suprarenin® aus der Betreuertasche) in flüssiger Form auf die Wunde aufbringen (wirkt gefäßverengend und somit Blut stillend; aus diesem Grund nicht an Akren [Zehen oder Fingern] anwenden)
- sterile Wundabdeckung ggf. mit Druckverband.

Der Spieler sollte so schnell wie möglich einem Arzt vorgestellt werden, um zu entscheiden, ob eine chirurgische Wundversorgung (Naht) notwendig ist, die innerhalb der nächsten 6 Stunden erfolgen sollte.

5.2 Wund-/Hautverletzungen

> ! Jede Verletzung (auch vermeintliche „Bagatellverletzungen") sollte schnellstmöglich vom betreuenden Arzt abgeklärt werden.

Zur Versorgung wird zunächst eine sterile Mullkompresse mit starkem, jedoch vom Verletzten toleriertem Druck auf die Wunde gedrückt. Bei kleineren „Cuts" (z. B. im Bereich der Augenbraue nach Kopfballduellen) wird Adrenalin im Verhältnis 1 : 1000 (handelsüblich Suprarenin®) (Abb. 5-9a) auf ein Wattestäbchen oder auf eine sterile Mullkompresse aufgesprüht und die Wunde damit betupft

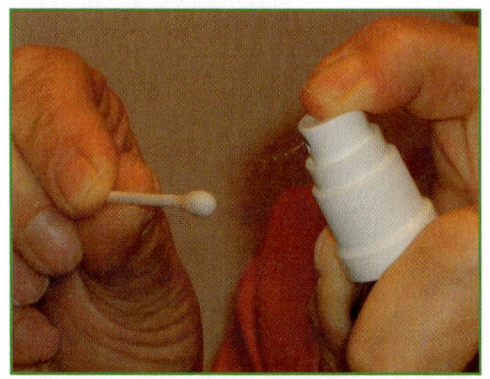

a

b

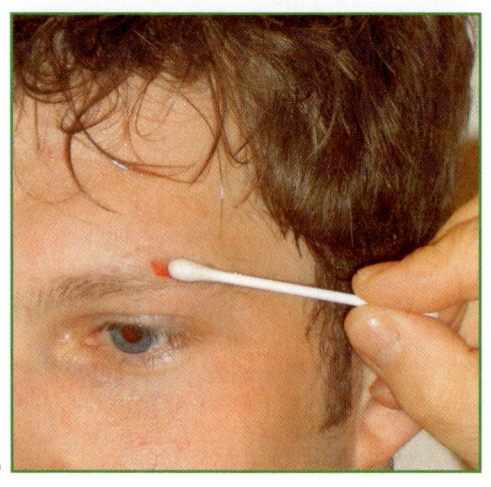

Abb. 5-9 Versorgung einer Platzwunde
a) Besprühen eines Wattestäbchens mit Suprarenin®
b) Betupfen der Wunde mit Wattestäbchen

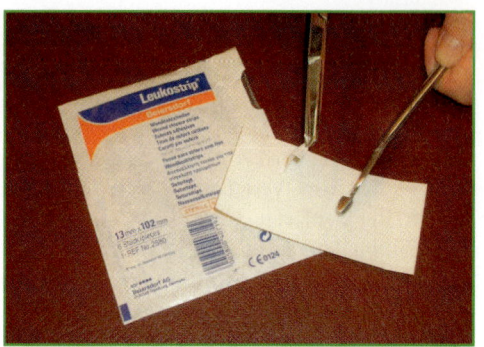

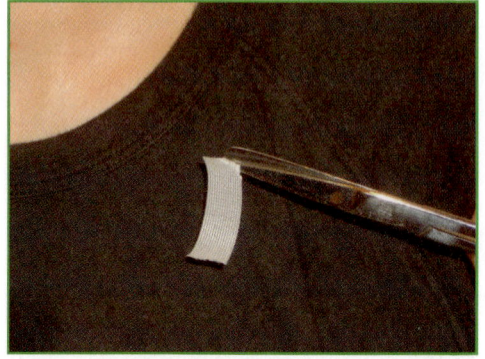

5 Erste Hilfe nach Verletzungen

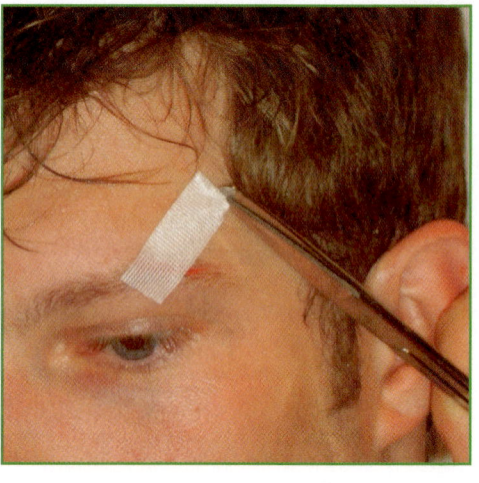

Abb. 5-9 Versorgung einer Platzwunde
c) Aufnehmen des wundsterilen Plasters
d) Wundsteriles Pflaster
e) Anlegen des Pflasters auf Cut

5.2 Wund-/Hautverletzungen

Hat man so die Blutung zum Stillstand gebracht, wird die Wunde mit Leukostrips versorgt. Hierbei ist es wichtig, die Wundränder so weit wie möglich aneinander anzunähern. Sollte diese Maßnahme nicht ausreichen, kann die Wunde auch mit Histoacrylkleber „verschlossen" werden.

Bei Platz- oder Schnittwunden an den **Extremitäten** wird zunächst, wenn erforderlich, die Wunde gereinigt. Anschließend wird strategisch wie bereits oben beschrieben vorgegangen. Meist eignet sich hier ein Klammerpflaster.

Zur Beschleunigung der Wundheilung kann der Physiotherapeut nach Abschluss der Akutphase (ca. 24–48 Stunden) mit manueller Lymphdrainage und Elektrotherapie (Stoffwechsel normalisierende Stromformen mit 50–100 Hz) die autoreparativen Stoffwechselprozesse (Verbesserung der Entsorgung von Stoffwechselendprodukten) optimieren.

Um die Narbe elastisch zu halten, kann nach dem Entfernen des Nahtmaterials mit myofascialen „Unwinding"-Techniken begonnen werden.

Im Folgenden werden weitere wichtige Problembereiche und die entsprechenden geeigneten Sofortmaßnahmen kurz in tabellarischer Form zusammengestellt.

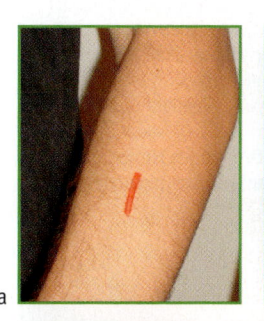

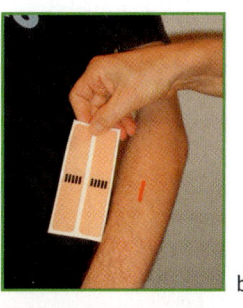

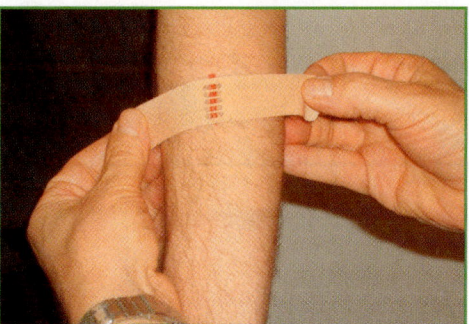

Abb. 5-10 Versorgung einer Schnittwunde
a) Schnittwunde nach Säuberung
b) Präparieren der Klammerpflaster
c) Anlegen des Klammerpflasters unter Zugspannung

5.3 Weitere Notfälle

Trauma	Symptome	Maßnahmen
Sonnenbrand	• Spannungsgefühl • Brennen • Hautrötung	• keine fetthaltigen Cremes verwenden • ggf. Joghurt auf die betroffene Stelle auftragen • Sonnenschutzmittel!
Hitzeerschöpfung	• Durstgefühl • Übelkeit • Kopfschmerz/Schwindel • Sehstörungen • Ohrensausen • Bewusstseinsstörung bis Bewusstlosigkeit • feuchte, zunächst gerötete später blasse und kaltschweißige Haut • schnelle, flache Atmung ggf. Muskelkrämpfe	• Beruhigung • Kleider öffnen • Betroffenen in kühle und schattige Umgebung bringen • Schocklage (Beine erhöht) • stabile Seitenlage (bei Bewusstlosigkeit Kühlung mit physikalischen Maßnahmen wie z. B. kühle Umschläge)
Hitzschlag	• Kopfschmerz • Schwindel • Ohnmachtsgefühl • Übelkeit/Bauchschmerz • Erbrechen • Müdigkeit/Gereiztheit • Verwirrtheit, zerebrale Krampfanfälle evtl. Bewusstlosigkeit • heiße, trockene Haut • Hautrötung (rotes Stadium) • graue Haut (graues Stadium) • Hitzeödem v. a. im Bereich der unteren Extremität • Körpertemperatur 41/42 °C • Hypotonie, Tachykardie • Tachypnoe	• Beruhigung • Kleider öffnen • flache Lagerung im Schatten oder kühlen Raum mit erhöhtem Kopf • Kühlung mit physikalischen Maßnahmen • Atmung und Kreislauf überwachen **Achtung: Drohendes Hirnödem! Gegebenenfalls Arzt hinzuziehen.**

5.3 Weitere Notfälle

Trauma	Symptome	Maßnahmen
Sonnenstich	• Kopf-/Nackenschmerz • Übelkeit/Schwindel • Gesichts-, Kopfhaut heiß, rot bei normaler Körpertemperatur • evtl. zerebrale Krampfanfälle	• Betroffene(n) in kühle und schattige Umgebung bringen • Lagerung mit erhöhtem Oberkörper • bei Bewusstlosigkeit stabile Seitenlage • Atmung und Kreislauf überwachen **Achtung: Drohendes Hirnödem! Gegebenenfalls Arzt hinzuziehen.**
Nasenbluten	posttraumatische Schmerzen	• Styphnasal (blutstillendes Nasentampon) • Tempotaschentuch unter die Zunge • kalten Umschlag in den Nacken
Blauer Nagel	• Druckschmerz • Spannungsgefühl unter dem Zehennnagel	• sofortige Druckentlastung mittels heißer Büroklammer oder steriler Injektionsnadel • steril abdecken • Nagel so lange wie möglich erhalten, da er als Schiene für den nachwachsenden Nagel dient
Fremdkörper im Auge (Unterlid, Oberlid)	• verstärkte Absonderung von Tränenflüssigkeit • Jucken und Brennen im Auge • Schmerz	• Reiben vermeiden • Unterlid nach unten ziehen und Fremdkörper mittels der sauberen Ecke eines Taschentuchs entfernen • Patient blickt nach unten • Therapeut zieht das Oberlid an den Wimpern nach unten über das Unterlid. Beim Zurückgleiten des Oberlids bleibt der Fremdkörper am Unterlid hängen • Ist dies nicht möglich, stülpt man das Oberlid über ein Streichholz oder Q-Tip nach oben und entfernt den Fremdkörper mit der Spitze eines sauberen Taschentuchs
Perforierende Augenverletzung	• verstärkte Absonderung von Tränenflüssigkeit • Jucken und Brennen im Auge • Schmerz	• umgehend Transport zur augenärztlichen Untersuchung • keine Gabe von Augentropfen oder Augensalbe • steriler Verband ohne Druck auf den Augapfel • Ruhigstellung beider Augen durch Verband
Gehirnerschütterung	• evtl. Bewusstlosigkeit • retrograde Amnesie • Übelkeit, Erbrechen	• bei Verdacht auf Gehirnerschütterung den Betroffenen zur Beobachtung in eine Klinik bringen

6 Sportphysiotherapeutische Versorgung von Verletzungen

Klaus Eder

6.1 Ausstattung Betreuerkoffer

Zur adäquaten Betreuung eines Einzelsportlers bzw. einer Mannschaft benötigt man eine Vielzahl von Hilfsmitteln. Hierzu ist es von besonderer Notwendigkeit, einen entsprechenden Betreuungskoffer am Spielfeld bzw. an der Trainingsstätte zur Verfügung zu haben. Dieser sollte die wichtigsten Materialien enthalten, die eine optimale Sofortversorgung bei eventuellen Verletzungen während des Trainings und/oder des Wettkampfes direkt auf dem Spielfeld oder am Spielfeldrand ermöglichen. Hierzu sind von der Industrie mittlerweile entsprechende Koffer entwickelt worden, um den Anforderungen der Sportphysiotherapeuten sowie des Mannschaftsarztes und/oder der Betreuer gerecht zu werden und das benötigte Material bereit zu stellen.

Die **Betreuerkoffer** enthält einen umfangreichen Vorrat der notwendigen Produkte für die Erste Hilfe bei Sportunfällen, zur Vorsorge vor Verletzungen und zum Erhalt der Einsatzfähigkeit des Teams. Der Koffer bietet ein ganz neuartiges Ordnungssystem für

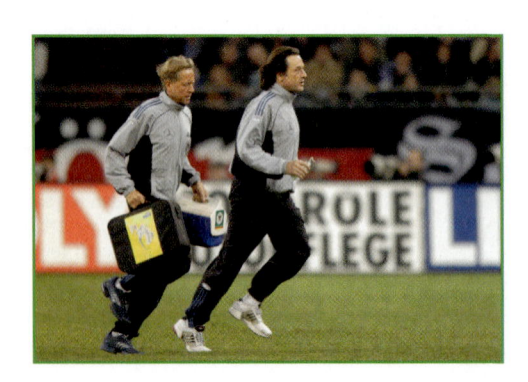

Abb. 6-1 Auf dem Weg zur Sofortmaßnahme mit Coolbox und Betreuertasche

6.1 Ausstattung Betreuerkoffer

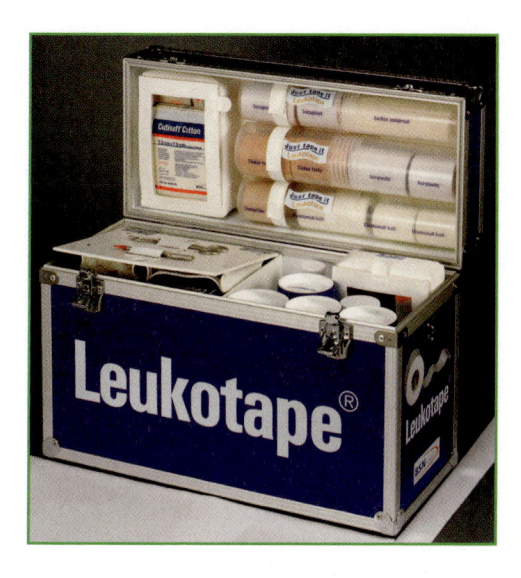

Abb. 6-2 Betreuerkoffer mit Inhalt

den schnellen Überblick und Zugriff und erleichtert damit auch die vorausschauende Bevorratung. Auch Anbruchpackungen bleiben stets sauber und sind immer gut geschützt. Für individuelle Zusatzbestückung ist Platz vorhanden.

Während der Betreuerkoffer in der Kabine verbleibt, sind die wichtigsten Hilfsmittel zur eigentlichen Primärversorgung auf dem Spielfeld in der **Betreuertasche.** Diese wird mit zur Trainer-/Mann-

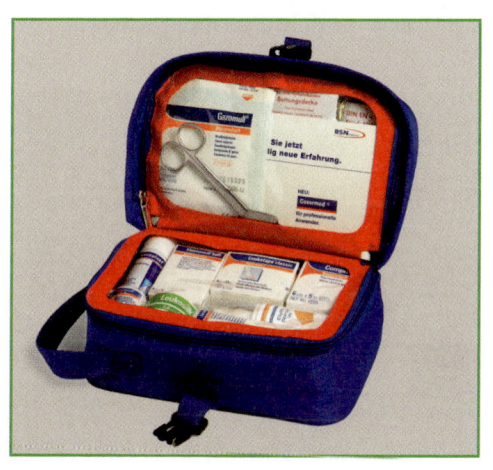

Abb. 6-3 Betreuertasche

101

schaftsbank genommen und kann auch im Bedarfsfall mit auf das Spielfeld genommen werden. Die Betreuertasche stellt die sinnvolle Ausstattung bei Training und Wettkampf zum Einsatz auf dem Spielfeld während des Spiels dar. Hier wird nicht der schwere und große Sportkoffer zum Einsatz kommen, sondern alles Notwendige für die Sofortmaßnahmen während des Spielverlaufs bei Sportunfällen bis zum Transport vom Spielfeld oder zum Weiterspielen des Spielers beinhaltet.

Folgende **Inhalte der Betreuertasche** für den Einsatz auf dem Spielfeld haben sich dabei bewährt (Abb. 6-4):

- verschiedene Größen von Hansaplast
- Klammerpflaster zur Versorgung von Platzwunden und/oder Histoacrylkleber
- sterile Mullkompressen
- blutstillende Watte
- kohäsive (selbsthaftende) Bandagen, um z. B. eine Mullkompresse zu fixieren
- Wundbenzin, um Verschmutzungen um die verletzte Stelle zu reinigen (besser Octenisept verwenden, um die verschmutzte Wunde zu spülen)
- Kühlspray (am besten Chloräthyl, da es die Haut auf ca. −20 °C schnell herabkühlt und so eine schnelle oberflächliche Anästhesie bewirkt)
- Verbandsschere
- Pinzette
- Holzspatel und/oder Tubus, um bei Bewusstlosigkeit eines verletzten Spielers bei einer evtl. notwendigen Säuberung der Mundhöhle (Verhinderung der Aspiration von lockeren Zähnen, Gras, Schnee etc.) die Finger des Ersthelfers vor Zubeißgefahr zu schützen

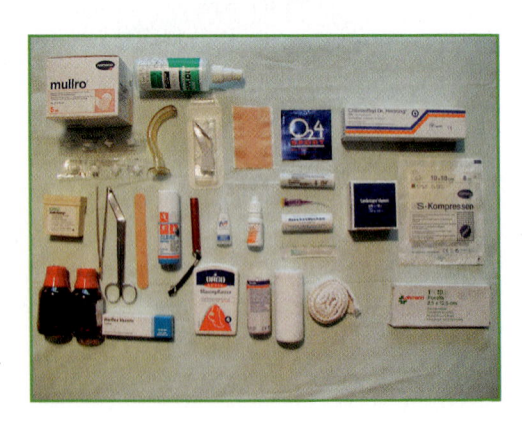

Abb. 6-4 Inhalte der Betreuertasche

- Tapes unelastisch und elastisch in verschiedenen Breiten
- Augentropfen zum Spülen
- Kleine Taschenlampe zum Testen der Pupillenreaktion
- Japanisches Heilpflanzenöl (2. Luft)
- Kopfverband.

Neben der Betreuertasche muss eine mit Eiswasser gefüllte **Eisbox** zur Verfügung stehen. In dieser Eisbox sollten sich vorgefertigte Schaumgummiprotektoren (siehe Kap. 5) zum Anlegen von nasskalten Kompressionsverbänden nach stumpfen Traumen und nach Muskelverletzungen sowie ein Schwamm befinden. Darüber hinaus werden weiterhin ein bis zwei elastische Bandagen im Eiswasser gelagert. Diese Bandagen sollten nicht zu alt sein, da sie sonst ihre komprimierende und damit Bluterguss einschränkende Wirkung verlieren.

> Der Sportkoffer, die Betreuertasche sowie die Eisbox sind das Handwerkszeug des Sportphysiotherapeuten und sollten jeweils mit größter Sorgfalt zusammengestellt und aktualisiert werden!

Während eines Trainingslagers zur Saisonvorbereitung oder der Vorbereitung auf wichtige Wettkämpfe sollten in der Unterkunft neben den Inhalten der Betreuertasche sowie der Eisbox weitere Materialien im Sportkoffer deponiert sein, die eine effiziente und adäquate Betreuung durch die Sportphysiotherapeuten im Anschluss an Training/Spiel sowie den hierzu eventuell notwendigen Sofortmaßnahmen nach Verletzungen gewährleisten. Die folgende Aufzählung stellt eine subjektive Zusammenstellung der Autoren dar, die sich in langjähriger Praxis bewährt hat, ohne den Anspruch auf Vollständigkeit zu erheben. Ebenso kann man auf mannschaftsspezifische Belange eingehen und die Inhalte darauf abstimmen. Selbstverständlich sollte der Inhalt der jeweiligen Betreuungskoffer mit dem jeweiligen Team-Arzt abgesprochen werden.

1. Zur Wundversorgung
- Pflaster in verschiedenen Größen (Hansaplast® Elastic Strips querelastischer Wundschnellverband für kleine Verletzungen speziell an viel bewegten Körperstellen, Hansaplast® Universal Water Resistant Strips speziell zur Versorgung von kleinen Verletzungen, die Verschmutzungen in feuchter Umgebung ausgesetzt sind)
- Pflaster zur Fixierung von Verbänden jeder Art und Größe und für Streckverbände
- Blasenpflaster

- Klammerpflaster
- sterile Kompressen (Cutisoft® Vlieskompressen in steriler und unsteriler Ausführung, besonders für schmerz- und druckempfindliche Wunden wie Abschürfungen und Brandwunden, Cutisoft® Cotton eignet sich für die Standardversorgung von Wunden)
- Mullbinden
- Schere, Pinzette, Tapecutter
- Kodanspray
- Wasserstoffperoxid
- Merchurochrom® zur hygienischen Reinigung und Desinfektion von Wunden mit Standardmitteln.

2. Verbandsstoffe
- Tapes in verschiedenen Stärken (unelastische Klebebinde für funktionelle Verbände mit hoher Klebekraft)
- Klebebinden in verschiedenen Größen (unelastische Klebebinde für funktionelle Verbände mit hoher Klebkraft)
- elastische Fixierbinden (Uniflex® Ideal dauerhaft längselastische Binde für feste, komprimierende Wundverbände, das Anwickeln von Stütz- und Entlastungsverbänden bei Distorsionen, Luxationen etc., die Nachbehandlung von Luxationen, Frakturen etc., komprimierende Verbände bei Erst- und Folgeversorgung, Salbenverbände)
- kräftige, längselastische und kohäsive Binden (Uniflex® Ideal dauerhaft längselastische Binde für feste, komprimierende Wundverbände, das Anwickeln von Stütz- und Entlastungsverbänden bei Distorsionen, Luxationen etc., die Nachbehandlung von Luxationen, Frakturen etc., komprimierende Verbände bei Erst- und Folgeversorgung, Salbenverbände)
- „Undertape"
- Sprühkleber (hautfreundlicher Sprühkleber, der fest und sicher haftet und eine homogene, elastische Klebefläche bildet; das Spray ist sehr sparsam im Verbrauch, da ein dünner Klebefilm für eine sichere Fixierung völlig ausreicht; Leukospray® lässt sich leicht mit Alkohol entfernen)
- kaschierter Schaumstoff (flexibles, textilkaschiertes Polstermaterial zur lokalen Druckerhöhung bei Verbänden aller Art)
- Watte
- Einmalrasierer.

3. Medikamente
- schmerzstillende Medikamente
- entzündungshemmende Medikamente
- krampflösende Medikamente

- Medikamente gegen Durchfallerkrankungen
- Medikamente gegen Übelkeit und Erbrechen
- Medikamente zur Kreislaufstabilisierung
- Riechstäbchen
- Augen-, Nasen-, Ohrentropfen
- Medikamente gegen allergische Reaktionen.

4. Salben
- diverse Sportsalben
- Herpescreme
- Vaseline
- Wund- und Heilsalbe
- Sonnenschutz.

5. Sonstiges
- Massagecreme bzw. -öl
- Chlorethylspray
- sterile Nadeln
- blutstillende Watte bzw. Styphnasal® (Nasentampon)
- Seife
- selbstkühlende elastische Bandagen (Liquid Ice)
- selbstkühlende Schlickbandage („Fascie Mare")
- „Kühl-Box".

6.2 Reaktionen des Körpers auf Be-/Überlastung oder Verletzung

6.2.1 Adaptationen bei Be-/Überlastung oder Verletzungen

Unter Berücksichtigung der fußballspezifischen Anforderungsprofile (siehe Kap. 1.1 und 1.2) mit den entsprechenden stereotypen Bewegungsmustern kommt es aufgrund hoher rotatorischer Komponenten auf die Becken-Bein-Achse (Abb. 6-5) im Fußball dementsprechend häufig zu Fehl- bzw. Überbelastungen der arthroligamentären, myofascialen und neuromeningealen Strukturen. Wir unterscheiden eine **aufsteigende** Ursachen-Folge-Kette von einer **absteigenden** Ursachen-Folge-Kette (aufsteigende Ursache-Folge-Kette: Fehlfunktionen in z. B. den Fußgelenken ziehen Veränderungen in der darüber liegenden Gelenken der Becken-Bein-Achse nach sich; absteigende Ursachen-Folge-Kette: Fehlfunktionen ziehen Veränderungen in den darunter liegenden Strukturen nach sich).

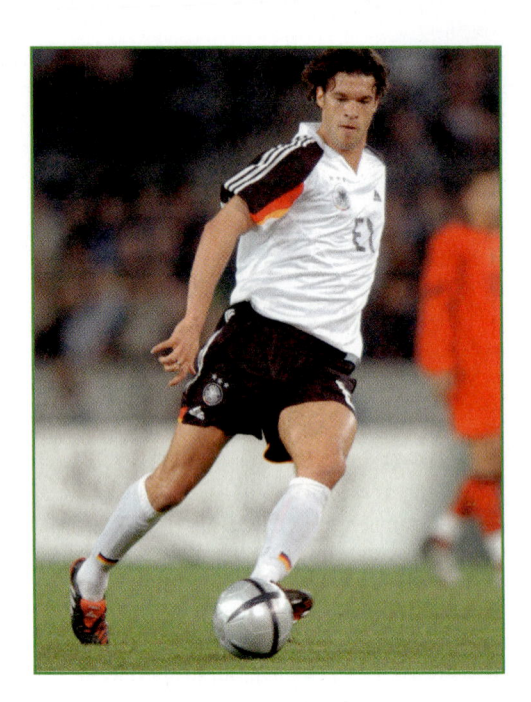

Abb. 6-5 Becken-Bein-Achse

Normalerweise ist unser Gewebe **viskoelastisch**, d. h., dass es nach einer Bewegung wieder in seine Ausgangsposition zurückkehrt. Durch die hohen mechanischen Anforderungen im Fußball mit schnellen Sprints, plötzlichen Stopps und einer Vielzahl an raschen Richtungswechsel (etwa 1000–1400 pro Spiel, also etwa alle 4–6 Sekunden!), ist die Reversibilität der Gewebestrukturen häufig nicht mehr gegeben. Das bedeutet dass ein Gelenk wie z. B. das Iliosakralgelenk unter Umständen nach unphysiologischen Belastungsmustern nicht mehr vollständig in seine „Ruheposition" zurückkehrt. Der Körper wird so gezwungen, ein adaptives (angepasstes) Haltungsmuster zu installieren, weil er immer darauf bedacht ist, die Bewegung unter der Schmerzgrenze ablaufen zu lassen. Genauso reagiert er nach einer Verletzung. Verstaucht sich z. B. jemand den Fuß (Supinations- oder Inversionstrauma), wird er seine Becken-Bein-Achse so einstellen, dass er relativ schmerzfrei (humpeln) gehen kann (Abb. 6-6).
Dies führt zwangsläufig zu Stressreaktionen an den Strukturen der Becken-Bein-Achse. Um die schmerzfreie Position aufrecht zu erhalten, bedient sich der Körper seines **myofascialen Systems.** Hierzu werden jene Muskeln überprogrammiert, die ihn schmerzfrei be-

wegen lassen und andere, die in den Schmerz bewegen, werden gehemmt (Abb. 6-7).

Neben den mechanischen Störungen, kommt es auch zur **Störung der Zirkulation der interstitiellen Flüssigkeiten** (neben dem Blut durchströmen unseren Körper zusätzlich 14 l Flüssigkeit), welche neben der arteriellen und venösen Zirkulation eine wichtige Ernährungs- und Versorgungsfunktion für alle Gewebe besitzt. Diese Flüssigkeit sorgt für ein reibungsloses Gleiten zwischen den myofascialen sowie neuromeningialen Strukturen (Glucosaminoglykane). Durch den respiratorischen Mechanismus (Atmung) wird die „Liquidpumpe" aufrechterhalten. Durch Hypertonie oder Verklebungen in den myofascialen Schichten und/oder Diaphragmen wird diese Zirkulation gestört. Ursache und Folge wäre eine Hypoxie (Mangelernährung) und somit Schmerz in den Geweben. Lokalisiert sind solche Störungen häufig an den **Diaphragmen** wie z. B. das respiratorische Diaphragma (Zwerchfell), das Diaphragma pelvicum, das Diaphragma urogenitale (Beckenboden), das Knie-

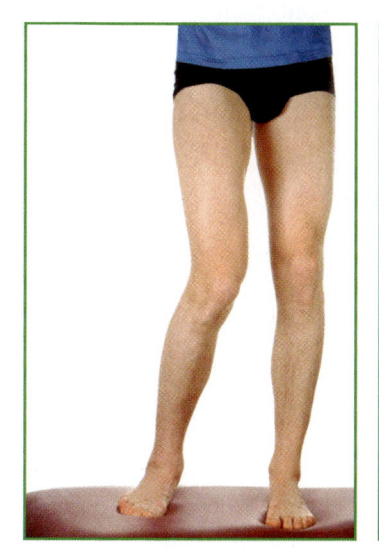

Abb. 6-6 Darstellung eines typischen Kompensationsmusters mit Ilium anterior, Hüfte in Innenrotation, Genu valgum sowie Hyperpronation der betroffenen rechten Beinachse.

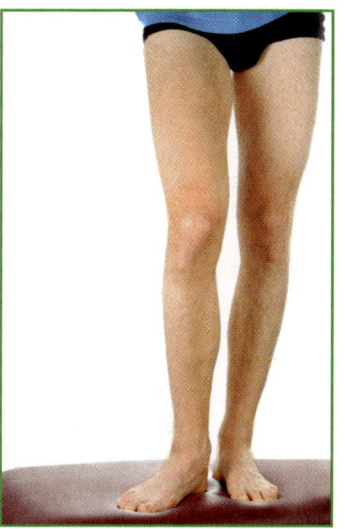

Abb. 6-7 Darstellung eines typischen Kompensationsmusters mit Ilium posterior, Hüfte in Außenrotation, Genu recurvatum sowie Supinationsstellung der betroffenen linken Beinachse.

diaphragma (Fascia poplitea) sowie das Fuß-Diaphragma (Plantarfaszie).
Bezug nehmend auf die aufsteigende Ursachen-Folge-Kette können Störungen im Fuß und/oder Knie (wichtigste transversale Ebenen des Körpers) nicht nur die oben genannten Stauungen in den Extremitäten mit lokalen und systemischen Folgen herbeiführen. Ein weiterer wichtiger Aspekt ist die **Verschaltung der myofascialen Ketten** untereinander einerseits und mit der Lendenwirbelsäule andererseits (thorakolumbale Faszie, Fascia glutaea, Fascia lata). So kann eine in Dysfunktion stehende Fascia poplitea einen „Lumbago" initiieren. Die unteren Extremitäten stellen das Fundament für den Rumpf. Steht eine der Becken-Bein-Achsen in Läsion, kann dies die gesamte Wirbelsäule inklusive viszeraler Strukturen beeinflussen. Durch die adaptiven Haltungsschemata können z. B. Arrhythmien am Herzen durch Irritation des N. vagus auftreten oder Atemnot durch Irritation des N. phrenicus.

6.2.2 Heilungsphasen

Nach Verletzungen setzt unser Organismus nach einem festgelegten Schema bestimmte Mechanismen in Gang, um eine schnellstmögliche Heilung und Wiederherstellung zu erreichen. Bei der Wundheilung sowohl an Bändern, Muskeln und Haut werden drei wichtige Phasen unterschieden:
- Akut- oder Entzündungsphase
- Proliferationsphase (Wucherungsphase)
- Remodellierungsphase.

Akutphase

Die Akutphase wird auch als vaskuläre oder zelluläre Phase bezeichnet und dauert je nach Ausmaß der Verletzung vom 1. bis zum 4. posttraumatischen Tag, bei ungünstigem Verlauf bis zu 14 Tage. Während dieser Zeit kann es in Folge der Verletzung auch zu einer Entzündungsreaktion kommen.
Nach einer Verletzung ist der Körper bestrebt, rasche Selbstheilungsmechanismen in Gang zu setzen. Zu diesem Zweck erweitert er alle Blutgefäße, die im Bereich des Verletzungsgebiets verlaufen, um möglichst viele „autoreparative" (selbstheilende) Stoffe (Lymphozyten, Granulozyten etc.) so schnell wie möglich an den Ort des Geschehens zu bringen. Dieses Verhalten bezeichnen wir als **„Übertreibungsmechanismus"**.
Nachteil dieses Mechanismus ist, dass die starke Blutung, die die Folge der Gefäßerweiterung ist, mitunter nicht nur die Diagnose er-

schwert, sondern auch unnötige und ausgedehnte Verklebungen an nicht verletzten benachbarten biologischen Strukturen verursachen kann. Die Wiederaufnahme von Training/Wettkampf kann sich dadurch nochmals erheblich verzögern.

Proliferationsphase

Mit der Proliferationsphase nach Wundverschluss beginnt die **Neubildung bindegewebiger Strukturen.** Dieser Prozess dauert etwa vom 5. bis zum 21. posttraumatischen Tag und verläuft zunächst ungerichtet. Durch physiotherapeutische Techniken (Mobilisation und Dehntechniken im schmerzfreien Bereich) kann aktiv Einfluss auf die Richtung der Gewebeneubildung genommen werden und somit frühzeitig spätere funktionelle Eigenschaften des neu entstandenen biologischen Materials herausgebildet werden.

Remodellierungsphase

Zur weiteren und endgültigen funktionellen Ausrichtung bedarf es der Remodellierungsphase. Diese beginnt etwa mit dem 21. posttraumatischen Tag und kann – je nach Schwere der Verletzung und zu entwickelndem bindegewebigem Material – bis zu einem Jahr andauern. Durch die dabei stattfindende weitere **qualitative und quantitative Gewebeverbesserung** und Anpassung werden die funktionellen Eigenschaften weiter auf die biologischen Bedürfnisse dieses „Ersatzgewebes" optimiert. Hierin begründet sich auch die eigentliche therapeutische Aufgabe. Der geschulte Physiotherapeut hat die Möglichkeit – je nach Reizsetzung – die Neubildung des Gewebes zu fördern und zu beeinflussen (Tab. 6-1). Die adäquate **Stress-Dependence** des betroffenen biologischen Gewebes wird von Therapeuten manuell gezielt angewandt (Initialwirkung auf Synthesetätigkeit, vgl. Tab. 6-1).

Tab. 6-1 Therapiereiz je nach verletzter Struktur

Gewebeart	Therapiereiz
Knochen	Druck
Knorpelgewebe	Druck und Zug
Gelenkkapsel	dreidimensionaler Zug
Ligamente und Sehnen	paralleler Zug
Muskulatur	spannungsabhängige Anpassung

6.2.3 Körpersprache des Verletzten

Aufgrund der anatomischen Gegebenheiten kommt es in den seltensten Fällen zu isolierten Verletzungen einzelner biologischer Strukturen (z. B. nur Muskelfaser), sondern aufgrund des Verletzungsmechanismus werden oft zwangsläufig andere benachbarte und eng miteinander verknüpfte Strukturen mit geschädigt. Hierbei können muskuloskeletale, myofasciale, arthroligamentäre und/oder neuromeningiale Folgen ein und derselben Verletzung differenziert werden. Die Körpersprache des Verletzten kann wichtige Hinweise geben, welche Strukturen wie betroffen und behandlungsbedürftig sind.

- Deutet der Patient mit einem Finger auf einen zentralen **Schmerzpunkt,** spricht dies für eine **Kontinuumstörung** (Abb. 6-8). Diese stellt eine Verletzung der Übergangszone von Sehne-Knochen oder Band-Knochen dar.
- Streicht er sich dagegen mit einem Finger über eine **strangförmige Schmerzzone,** spricht dies für ein **Triggerband** (Abb. 6-9). Damit zeigt uns der verletzte Spieler die Richtung, die Länge und die Tiefe einer verdrehten Faszie oder Muskel-Bindegewebsstruktur an. Die Folge der Verdrehung und der damit einhergehenden Fehlspannung ist ein ziehender und brennender Schmerz entlang der verletzten Struktur.
- Legt er dagegen großflächig seine gesamte Hand auf die betreffende Schmerzzone und klagt über tief liegende Schmerzen, ist

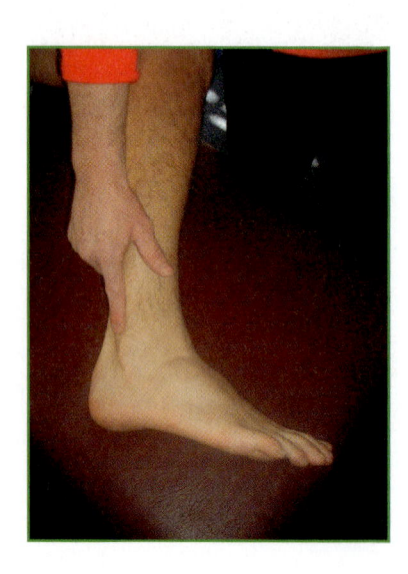

Abb. 6-8 Körpersprache Kontinuumstörung

6.2 Reaktionen des Körpers auf Be-/Überlastung oder Verletzung

dies als Zeichen einer **Faltdistorsion** zu werten (Abb. 6-10). Darunter kann eine Verstauchung (Ein- oder Ausfalt-Trauma) bindegewebiger Strukturen um ein Gelenk im Sinne eines Kompressions- oder Traktionstraumas verstanden werden.

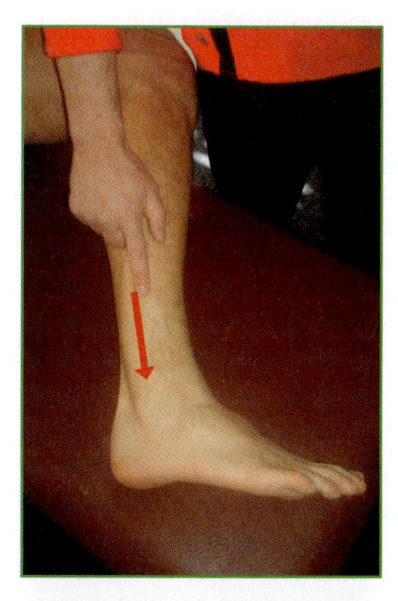

Abb. 6-9 Körpersprache Triggerband

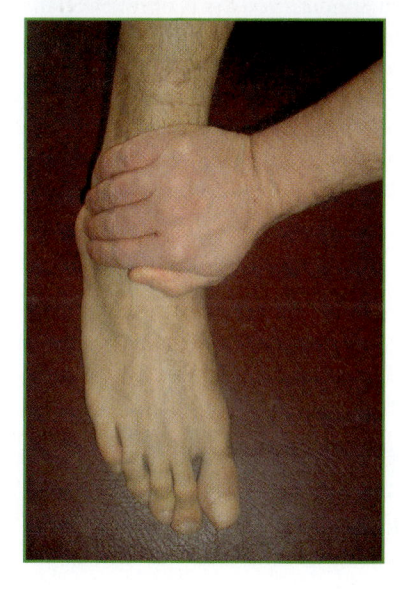

Abb. 6-10 Körpersprache Faltdistorsion

6.3 Prinzipien der sportphysiotherapeutischen Versorgung von Verletzungen

6.3.1 Minimierung von Verletzungsfolgen

Auch der Arzt und/oder Sportphysiotherapeut muss zur Verhinderung negativer Folgen der Verletzung die in Kapitel 5 beschriebenen Maßnahmen mit Anlegen einer ersten nasskalten Kompresse durchführen. Danach sollte eine gründliche ärztliche Untersuchung erfolgen.

Im Gegensatz zum nichtmedizinischen Betreuer beschränkt sich das Behandlungsrepertoire des Arztes und Sportphysiotherapeuten nicht nur auf diese Maßnahmen (zur Eindämmung und Limitation negativer Verletzungsfolgen). Vielmehr wird dann der Schwerpunkt auf die Korrektur der verletzten Struktur gelegt.

6.3.2 Korrektur von Gelenk-/Bandstrukturen und/oder Muskel-Bindegewebsstrukturen

Arthroligamentäre Entspannung

Zunächst steht das **Erreichen der Schmerzfreiheit** im Vordergrund. Wenn man davon ausgeht, dass die Dysfunktion und/oder der Schmerz nicht von den gezerrten, sondern von der reziproken Spannung der nicht gezerrten Elemente ausgeht, erscheint es logisch, zunächst eine ausgewogene Spannung im Gelenk wieder herzustellen. Dabei bedient man sich der direkten oder indirekten arthroligamentären Releasetechniken. Bei einer **direkten** Release-Technik arbeitet man von der pathologischen Barriere hin zur physiologischen Grenze, während es sich bei einer **indirekten** Release-Technik umgekehrt verhält.

Alle Binnenstrukturen eines Gelenks (Innenband, Außenband, Kreuzbänder, Menisken und Gelenkkapsel) werden von Nerven versorgt (Propriorezeptoren), damit wir wissen in welcher Stellung das Gelenk steht (gebeugt, gestreckt, rotiert) und mit welcher Geschwindigkeit es sich bewegt. Diese Nerven stehen nun in inniger Verbindung mit den das Gelenk umgreifenden Muskeln, damit diese das Gelenk auf die jeweiligen Bedürfnisse einstellen bzw. bewegen können (beugen, strecken etc.). Bei einer Verletzung sorgen nun dieselben Nerven für eine Schonhaltung (sog. adaptives Haltungsmuster), indem sie das Gelenk mittels Spannungsregulation der Muskulatur so einstellen, dass die Fortbewegung unterhalb der Schmerzgrenze abläuft (humpeln). Dabei werden die „gezerrten" Bänder inhibiert (gehemmt), während die nicht verletzten Elemente überprogrammiert (in ihrer Spannung erhöht) werden. So entsteht eine **unausgewogene Spannung im Gelenk,** die sich auch zwangsläufig auf die Muskulatur überträgt. Insofern ist es hier durchaus angebracht, von einer muskulären Dysbalance zu sprechen. Um diese Spannungsdifferenz wieder auszugleichen (point of balanced tension), wird nun das Gelenk unter Traktion (Zug) oder Kompression (Druck) gebracht. Manchmal müssen die „gezerrten" Elemente (also Bänder) noch mehr gedehnt werden, um diesen Spannungsausgleich wieder herzustellen. Dies nennt man arthroligamentären Release.

Um das arthroligamentäre System zu beruhigen, kann es also unter Traktion oder Kompression gebracht werden, je nach dem, was der Patient als angenehm empfindet. Um den Punkt der ausgewogenen Spannung wieder herzustellen, kann es erforderlich sein, das Gelenk langsam in die Richtung des Traumas hineinzubewegen (übertreiben).

Im Anschluss werden die veränderten Muskel-/Bindegewebsstrukturen korrigiert. Während bei einer Kontinuumsstörung die stecknadel- bis pillengroße herausgetretene Übergangszone (Sehne-Band-Knochenhaut) mit kräftigem Druck repositioniert wird, muss das Triggerband in seinem Verlauf mit kräftigen Streichungen (mit dem Daumen) korrigiert werden, d.h. die verdrehten bindegewebigen Strukturen werden wieder in Funktionsrichtung geordnet.

> **!** Da diese Korrekturmaßnahmen direkt nach der Verletzung durchgeführt werden und sehr schmerzhaft sein können, sollte dem verletzten Spieler vermittelt werden, dass dies notwendig ist, um eine schnelle Heilung und Wiedererlangung der Belastungsfähigkeit zu erreichen. Auf jeden Fall sollte der Therapeut jedoch immer die individuelle Schmerztoleranz des betreffenden Spielers beachten.

Tenderpoint-Behandlung

Toleriert ein verletzter Fußballspieler diese zwar wirkungsvolle aber sehr schmerzhafte Therapie nicht, werden die verletzten Strukturen einander angenähert. Wir sprechen dann von einer Strain & Counterstrain (spontaneous release by positioning) – oder Tenderpoint-Behandlung.

Wie bereits schon erwähnt, stehen die Binnenstrukturen des Gelenks in enger Beziehung zu den myofascialen Strukturen um das Gelenk. So führt häufig eine Verletzung des Gelenks zu **Spannungs-**

zonen innerhalb des Ligaments, der Sehne oder des Muskels. Solche Spannungszonen bezeichnet man als Tenderpoints. Durch die Annäherung des Gelenks einerseits und durch die Palpation der Spannungszonen in Muskel, Sehne oder Ligament andererseits kann das neuromuskuläre Geschehen soweit normalisiert werden, dass sich diese Spannungszonen in den Strukturen normalisieren.

Prinzipiell sollte die schmerzhafte Zone vor Beginn der Tenderpoint-Behandlung für ca. 20 bis 30 Sekunden mit Eis (vorzugsweise Chlorethyl) gekühlt werden. Dann wird die schmerzhafte Zone mit Zeige- oder Mittelfinger mit einem Druck von ca. 4 kg palpiert (Abb. 6-11) und die verletzte Extremität so positioniert, dass der Schmerz verschwindet oder kaum noch wahrnehmbar ist. Diese Position wird dann ca. 90 Sekunden gehalten, ehe der Spieler aufgefordert wird, den betroffenen Muskel für ca. 7 Sekunden isometrisch (gegen den Widerstand des Therapeuten) anzuspannen. Danach legt der Therapeut die betroffene Extremität **völlig passiv** in die Ausgangsstellung zurück. Bei Bedarf werden die benachbarten Tenderpoints auf dieselbe Art und Weise behandelt.

> ! Die Therapie beginnt immer mit dem schmerzhaftesten Tenderpoint!

Triggerpoint-Behandlung

Im Gegensatz zum Tenderpoint strahlt der Triggerpoint in ein für ihn adäquates Referenzgebiet aus. Beim Triggerpoint (to trig = englisch spannen) handelt es sich um eine Spannungszone in der Muskulatur, die nach Meinung verschiedener Autoren um den **neurovaskulären Hilus** (bindegewebige Öffnung oder Passage, durch die

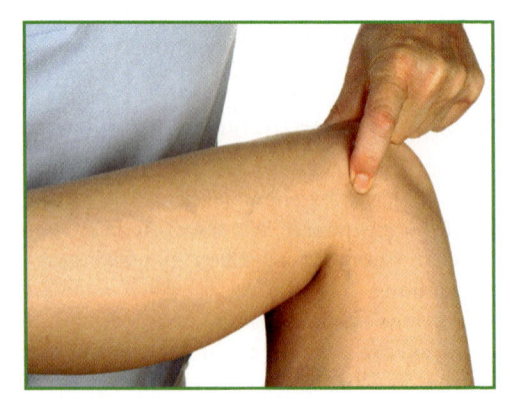

Abb. 6-11 Beispielhafte Darstellung der Behandlung des Tenderpoints am medialen Meniskus

6.3 Prinzipien der sportphysiotherapeutischen Versorgung

Nerven, Lymph- und Blutgefäße in die Muskulatur eintreten) oder dem sarkoplasmatischen Retikulum lokalisiert ist. Dies dürfte auch der Grund für den persistierenden Schmerz in seiner Umgebung sein.

Behandlungsstrategisch wird ähnlich vorgegangen wie beim Tenderpoint. Auch hier ist eine Vorbehandlung mit Eis (Chlorethyl) angebracht, ehe die betroffene Stelle mit mäßigem bis kräftigem Druck bei gleichzeitig etwas vorgedehnter Muskulatur behandelt wird. Die Behandlungsdauer kann durchaus eine bis mehrere Minuten dauern, bis sich die Spannungszone einschließlich ihrer Ausstrahlung verschwindet. Im Anschluss daran sollte der betroffene Muskel postisometrisch gedehnt werden (Abb. 6-12).

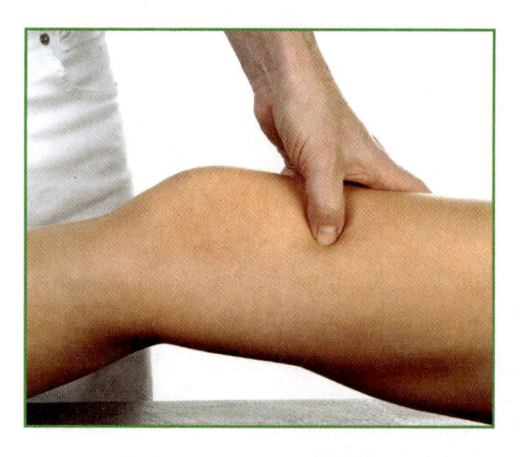

Abb. 6-12 Beispielhafte Darstellung der Behandlung eines Triggerpoints am M. vastus medialis

Wird diese Spannungszone nicht punktuell, sondern über eine größere Strecke im Verlauf eines Muskels vom Patienten angegeben, wäre dies ein Hinweis für ein verdrehtes, zerrissenes oder zerknittertes **Faszien-** oder **Triggerband** (siehe Kap. 6.2.2). Um diese verdrehten Faszienbänder wieder zu korrigieren, werden diese mit kräftigem Druck (mit dem Daumen) langsam in ihrem Verlauf behandelt (Abb. 6-13). Um die Faszien vollständig zu korrigieren, kann es erforderlich sein, dass die Behandlung 4- bis 5mal hintereinander durchgeführt wird.

Presst ein verletzter Spieler Finger oder Hand tief in das betroffene myofasciale Gebiet und klagt dabei über heftige lokale Schmerzen mit teilweiser Bewegungseinschränkung, kann dies ein deutliches Zeichen für eine **Triggerpoint-Hernie** sein. Hierbei tritt Muskelgewebe durch Faszienschichten hindurch und wird eingeklemmt.

Bei der Palpation spürt der Therapeut eine bis „murmelgroße" weiche bis ödematöse, sehr schmerzhafte Struktur. Diese wird nun mit mäßigem bis kräftigem Druck unter die Faszienebene „zurückgeschoben" (Abb. 6-14).

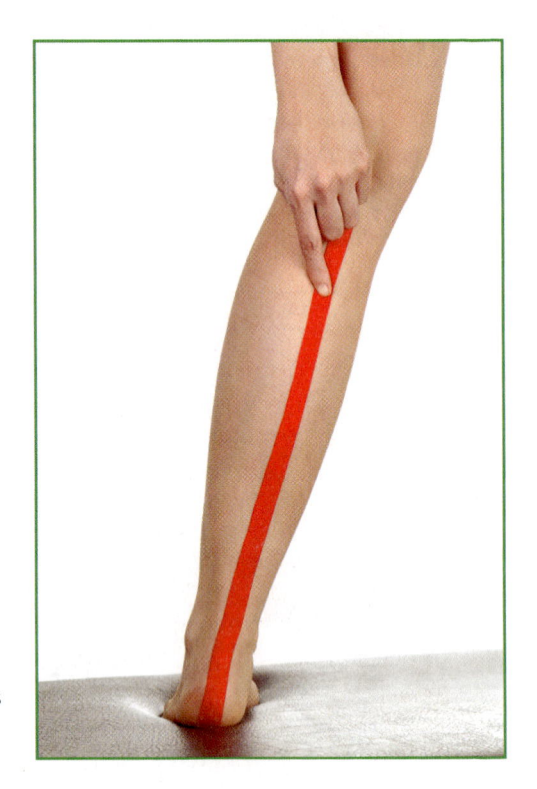

Abb. 6-13a Darstellung des Verlaufes eines Triggerbandes hier am Beispiel der Wade

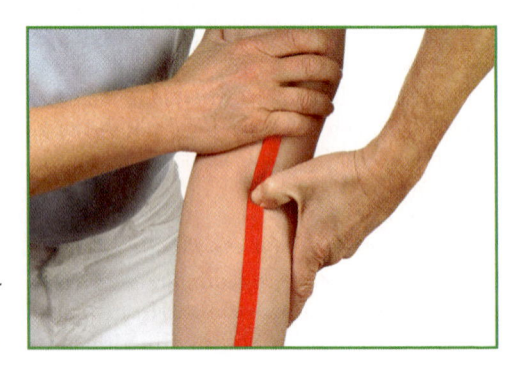

Abb. 6-13b Beispielhafte Darstellung der Behandlung eines Triggerbandes Wade

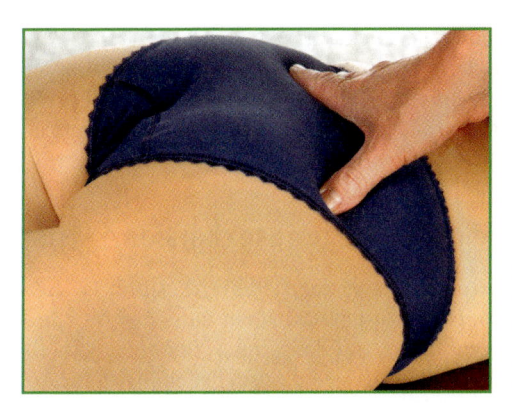

Abb. 6-14 Beispielhafte Darstellung der Behandlung einer Triggerpoint-Hernie („Bull Eye")

Faltdistorsion

Durch Kompressions-, Traktions- oder Scherkräfte werden gelenknahe Faszien verformt, was wir als Faltdistorsion bezeichnen. Durch diese **dreidimensionale Verletzung** in den Faszien können diese das Gelenk nicht mehr „schützen"; der Spieler gibt den Schmerz tief im Gelenk an (siehe Kap. 6.2.2). Die Tatsache, ob ein Einfalt- oder ein Entfalttrauma vorliegt, ist für die folgende Behandlung von Bedeutung. Daher ist es für den Physiotherapeuten unerlässlich, sich beim verletzten Spieler nach dem Unfallhergang zu erkundigen.

- Ist z.B. der Spieler auf sein Gelenk gestürzt (Kompression = **Einfalttrauma**), wird die manuelle Behandlung mit **kompressiven** Techniken schneller zur Schmerzfreiheit im betroffenen Gelenk führen.
- Wurde dagegen an einem Gelenk gezogen (z.B. ruckartiger Zug durch Gegner am Trikot), ist aufgrund der Traktionswirkung mit einem **Entfalttrauma** zu rechnen. Hier kommen vorzugsweise manuelle **Traktionstechniken** zur Anwendung (Abb. 6-15).

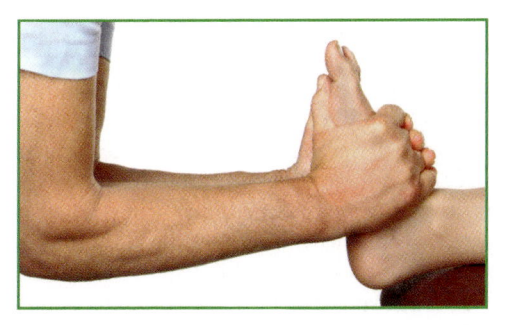

Abb. 6-15 Beispielhafte Darstellung der Behandlung nach Entfalttrauma am Sprunggelenk mittels Traktion

Sowohl bei Kompressions- als auch bei Traktionstechniken hat die Schmerzfreiheit im Verlauf der Therapie oberste Priorität. Nur unter dieser Voraussetzung können die betroffenen Faszienstrukturen wieder in ihre physiologische Ausgangsposition und Spannung zurückkehren.

6.3.3 Limitierung der Bewegungsexkursion

Die verletzten Strukturen sollen in angenäherter Position (= entspannt) heilen können. Dazu wird zunächst ein nasskalter Verband für weitere 2 Stunden appliziert, um den Schmerz und die Schwellung so weit wie möglich zu minimieren. Anschließend wird für die folgenden 24 bis 48 Stunden ein kombinierter Elektrolytsalben-Tapeverband angelegt, um die körpereigenen Reparationsmechanismen nachhaltig zu unterstützen.

6.3.4 Nachkorrektur von Gelenk-/Bandstrukturen und/oder Muskel-Bindegewebsstrukturen

Bei den oben genannten Verletzungen kann anschließend (nach 24 bis 48 Stunden) unter belasteter Position „nachkorrigiert" werden. Damit meinen wir eine Position, in der der Schmerz reproduzierbar ist. Nur in dieser Position können die tatsächlich verletzten und betroffenen Anteile der Struktur „getroffen" und korrigiert werden.
Begleitend sind direkte Entspannungen der myofascialen Strukturen sowie der Diaphragmen (wirken wie Schleusen im Körper und regulieren die Zirkulation der interstitiellen Flüssigkeit, vgl. Kap. 6.2.1) unerlässlich. Lymphdrainage und Elektrotherapie ergänzen die therapeutischen Maßnahmen. Am 3. posttraumatischen Tag wird mit den gleichen Maßnahmen weitergearbeitet:

6.3.5 Heilungsfördernde und funktionsintegrierende Maßnahmen

Um die Synthesetätigkeit (Neubildung) der verletzten Strukturen voranzutreiben, setzt der Physiotherapeut adäquate Reize (siehe Kap. 6.2.2 „Stress-Dependence"). Speziell nach Muskelverletzungen muss der Physiotherapeut die Immigration von Muskelzellen (Satellitenzellen) durch **minimal-invasive Bewegungen** (im schmerzfreien Bereich) in das verletzte Gebiet initiieren. Nur dann ist eine optimale Regeneration der Muskulatur ohne bindegewebige Narbe gewährleistet. Die Verbesserung von Myofibrin (das bedeutet Stabilität bei gleichzeitiger Elastizität) muss nun durch gesteigerte Belastung erreicht werden. Jetzt kann parallel mit Bewegungen in Form von **moderaten Ausdauerbelastungen** wie Fahrradergometer, Handkurbelergometer, Walking oder Laufen in moderatem Tempo/Intensität im schmerzfreien Bereich begonnen werden.

Nicht selten klagt der Fußballspieler zwischen der 2. und 3. Woche (besonders am 16./17.Tag) über ein Ziehen in der betroffenen Muskulatur. Dies kann als Hinweis gedeutet werden, dass die Satellitenzellen immigriert sind, jedoch ihre Elastizität noch nicht vollständig erreicht haben. Das Ziehen darf auf keinen Fall mit einem stechenden Schmerzgeschehen (was wiederum auf eine Re-Traumatisierung hinweisen würde) verwechselt werden.

Etwa ab dem 8. posttraumatischen Tag kann es sinnvoll sein, zur weiteren Therapiesteuerung und Überprüfung des Heilungsfortschritts neben dem aktuellen Tastbefund des Therapeuten und dem subjektiven Gefühl des Patienten **ergänzende Untersuchungen** durchzuführen. Dazu gehören:

- Nicht invasive bildgebende Verfahren wie etwa das MRT (Kernspintomographie) zur Darstellung des Ausmaßes von weiteren Flüssigkeitsansammlungen sowie des Heilungsfortschritts der betroffenen Muskulatur (z.B. Ausrichtung der Muskelfasern)
- Muskelfunktionsanalysen mittels kinesiologischem EMG (Elektromyogramm) zur Überprüfung der Integration in das Bewegungsprogramm
- die Kontrolle kinematischer und dynamischer bewegungsanalytischer Parameter mittels Video- und Druckanalysen durch Messplattform und/oder Einlage-Messsohlen
- das Spannungsverhalten der Arbeitsmuskulatur an isokinetischen Test-/Trainingssystemen.

6.4 Versorgung von Verletzungen

6.4.1 Fuß und Unterschenkel

Das **Umknicken** bzw. die **Distorsion** des oberen/unteren Sprunggelenks stellt eine der häufigsten Verletzungen im Fußball dar und sollte keinesfalls bagatellisiert werden.

Sofortmaßnahmen

Eine vorläufige Diagnose sollte noch auf dem Fußballplatz, wenn möglich durch den Mannschaftsarzt, erfolgen. Danach ist eine erste **Schmerzdämpfung**, wie bereits in Kapitel 5 geschildert, erforder-

lich. Auch der Physiotherapeut wird demzufolge mit Kühlspray, vorzugsweise Chlorethyl, eine erste **Kühlung** vornehmen (Abb. 6-16).
Bei der Anwendung von Kühlspray ist jedoch sehr vorsichtig vorzugehen, damit keine Verbrennung der Haut provoziert wird. Es werden nur kurze Sprühstöße für insgesamt ca. 30 bis 60 Sekunden Dauer durchgeführt. Alternativ kann der betroffene Knöchel auch mit einem nassen Schwamm aus der Kühlbox gekühlt werden. Nachdem man sich vergewissert hat, dass keine offene Wunde unter dem Stutzen oder Socken ist, können diese als optimale Kälteträger dienen. Danach kann der verletzte Spieler eventuell das Spiel wieder aufnehmen.
Kann der verletzte Spieler den Trainings-/Spielbetrieb nach diesen Sofortmaßnahmen nicht wieder aufnehmen, sollte, wie bereits in Kapitel 5 beschrieben, für zunächst 20 bis 30 Minuten ein nasskalter Kompressionsverband angelegt werden. Danach muss eine gründliche ärztliche Untersuchung erfolgen.

Primärversorgung

Wie schon in Kapitel 6.2.2 erläutert, kann die Körpersprache des Verletzten wertvolle Hinweise geben, ob es sich um eine Kontinuumstörung, ein Triggerband oder eine Faltdistorsion handelt. Zusätzlich ist bei einer Kontinuumstörung und einem Triggerband nur der laterale Malleolus geschwollen, während sich bei einer Faltdistorsion eine bimalleoläre Schwellung findet. Im Fall einer bimalleolären Schwellung muss abgeklärt werden, ob eventuell eine Fraktur vorliegt.
Ob zuerst die verdrehten Faszien korrigiert werden oder die arthroligamentären Strukturen entspannt, übertrieben oder balanciert werden, hängt vom jeweiligen Empfindlichkeitsgrad des Patienten ab. Wenn man davon ausgeht, dass die Dysfunktion nicht von den gezerrten, sondern von der reziproken Spannung der nicht gezerrten

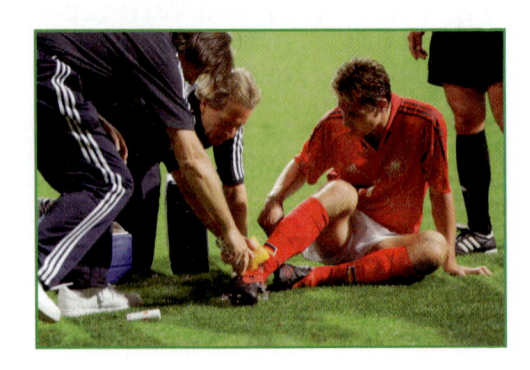

Abb. 6-16 Sofortmaßnahmen nach Supinationstrauma auf dem Spielfeld

Elemente ausgeht, erscheint es logisch, zunächst den **Punkt der ausgewogenen Spannung** wieder herzustellen. Dabei bedient man sich der direkten oder indirekten arthroligamentären und myofascialen Release-Techniken.

Um das arthroligamentäre System zu beruhigen, kann es unter Traktion oder Kompression gebracht werden, je nach dem, welche Maßnahme der Patient als angenehm empfindet. Um den Punkt der ausgewogenen Spannung wieder herzustellen, kann es erforderlich sein,

```
                    Distorsion des Sprunggelenks
                                │
                                ▼
                  Einschränkung der Dorsalflexion
                       (bei allen Distorsionen)
                                │
                                ▼
                       Kontinuumsdistorsion
                           am OSG/USG
                                │
                                ▼
                 Behandlung der Kontinuumsdistorsion
              durch eine Kontinuumstechnik am OSG/USG
                ┌───────────────┼───────────────┐
                ▼               ▼               ▼
```

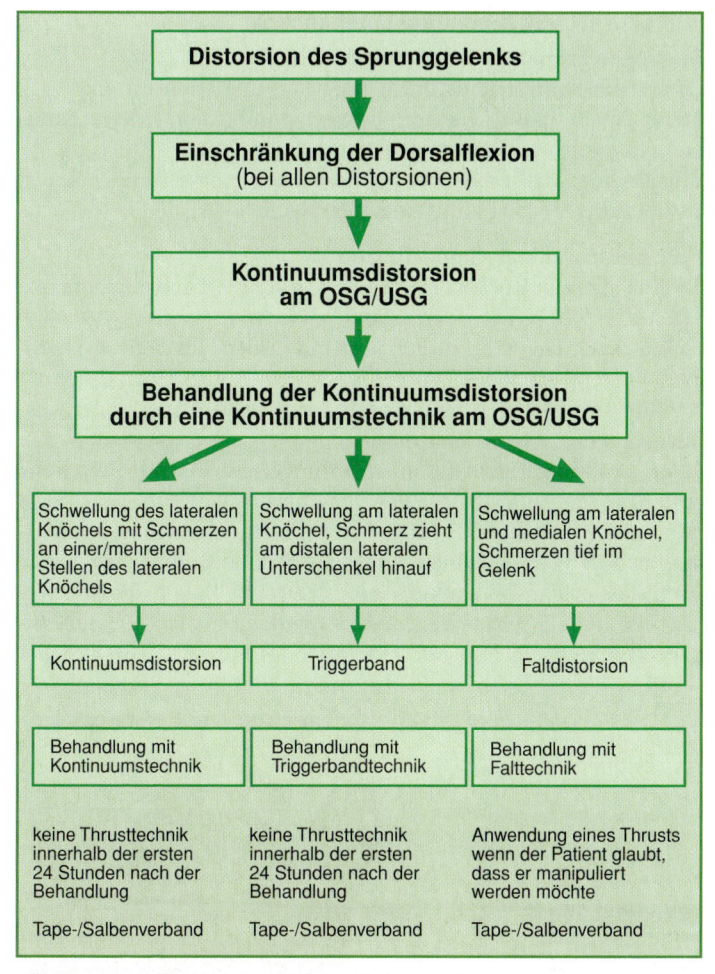

Schwellung des lateralen Knöchels mit Schmerzen an einer/mehreren Stellen des lateralen Knöchels	Schwellung am lateralen Knöchel, Schmerz zieht am distalen lateralen Unterschenkel hinauf	Schwellung am lateralen und medialen Knöchel, Schmerzen tief im Gelenk
Kontinuumsdistorsion	Triggerband	Faltdistorsion
Behandlung mit Kontinuumstechnik	Behandlung mit Triggerbandtechnik	Behandlung mit Falttechnik
keine Thrusttechnik innerhalb der ersten 24 Stunden nach der Behandlung	keine Thrusttechnik innerhalb der ersten 24 Stunden nach der Behandlung	Anwendung eines Thrusts wenn der Patient glaubt, dass er manipuliert werden möchte
Tape-/Salbenverband	Tape-/Salbenverband	Tape-/Salbenverband

Abb. 6-17 Vorgehen bei einer akuten Distorsion des Sprunggelenks (in Anlehnung an S. Typaldos)

das Gelenk langsam in die Richtung des Traumas hineinzubewegen (übertreiben). Wenn z.B. der Fuß in Inversion steht, kann man die Stellung des Fußes übertreiben, indem man den Fuß noch weiter in die Inversion bewegt. Tritt dabei ein Schmerz auf, hält man solange inne, bis eine Schmerzfreiheit (still point) eintritt und die Gelenkspannung ausgeglichen wird (**Point of balanced tension;** Jones). Auch wenn der Patient danach häufig eine wesentliche Besserung seiner Beschwerden angibt, müssen trotzdem die Wundheilungsphasen berücksichtigt werden (ca. für 6 Wochen).

Indirekte arthroligamentäre Entspannung

Bei eingeschränkter Dorsalextension
Dies ist die häufigste Einschränkung nach Supinationstrauma.
ASTE: Patient in Rückenlage, kleines Hypomochlion (Kissen, Sandsack etc.) unter der Ferse platzieren.
Ausführung: Mäßigen Druck auf das untere Ende der Knöchelgabel ausüben, bis die „Spannung" nachlässt (Abb. 6-18).

Bei eingeschränkter Plantarflexion
ASTE: Patient in Rückenlage, die Ferse über die Tischkante hinausragend.
Grifftechnik: Der verletzte Fuß wird mit beiden Händen von Therapeuten knapp distal der Knöchel umgriffen (Abb. 6-19).
Ausführung: Mäßigen Druck nach dorsal in Richtung Boden ausüben, bis eine Entspannung eintritt.
Folge: Funktionell steht das obere Sprunggelenk in enger Beziehung zum Knie (auf- und absteigende Ursachen-Folge-Kette). So kommt es bei einem Supinations- oder Inversionstrauma via Lig. talofibulare zur Subluxationsstellung im proximalen tibio-fibularen Gelenk. Im distalem tibio-fibularen Gelenk steht die Fibula tiefer und verlässt somit die Symmetrieebene im Gelenk. Die Folge ist eine Supinationsstellung im Fuß und ein instabiles Sprunggelenk, mit der

Abb. 6-18 Indirekte arthroligamentäre Entspannung bei eingeschränkter Dorsalextension

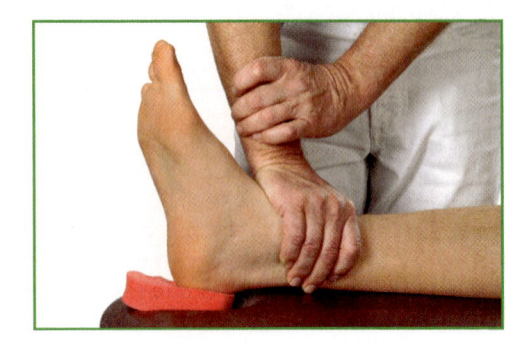

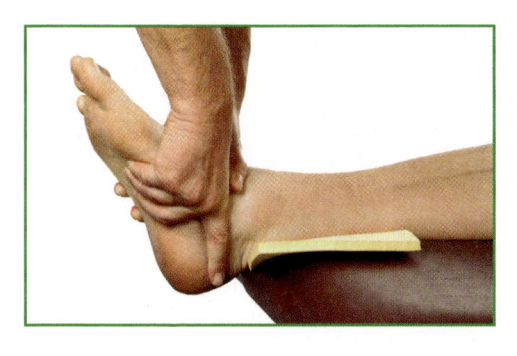

Abb. 6-19 Indirekte arthroligamentäre Entspannung bei eingeschränkter Plantarflexion

Tendenz zu rezidivierenden Supinationstraumen. Um wieder zur Stabilität zurückzukehren, muss das Caput fibulae im proximalen tibio-fibularen Gelenk wieder zentriert werden.

Bei Schmerzen im Mittelfuß und/oder Zehen
ASTE: Patient in Rückenlage, Ferse liegt auf der Behandlungsbank auf.
Grifftechnik: Der Fuß wird mit beiden Händen so umfasst, dass beide Daumen auf dem Fußrücken und die Finger 2–5 auf der Fußsohle liegen. Dabei liegen die Zehenspitzen in den Handflächen eingebettet.
Ausführung: Diskrete Plantarflexion des Fußes, Kompression der Zehen, Mittelfuß- und Fußwurzel Richtung Behandlungsbank durchführen (Abb. 6-20).

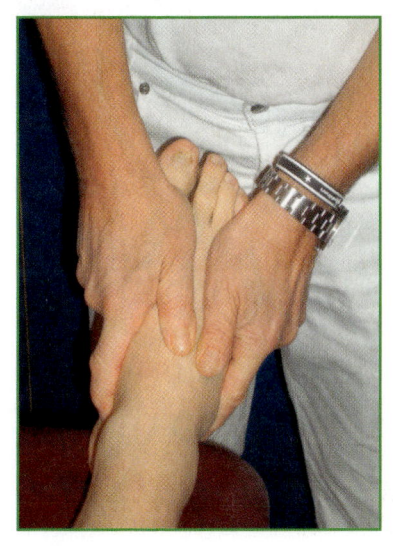

Abb. 6-20 Indirekte arthroligamentäre Entspannung bei Schmerzen im Mittelfuß und/oder Zehen

Direkte arthroligamentäre Entspannung
Proximales tibio-fibulares Gelenk
ASTE: Patient in Rückenlage.
Grifftechnik: Die distale Hand des Therapeuten bringt den Fuß in Inversion, die proximale Hand des Therapeuten platziert den Daumen am Fibulaköpfchen. Es wird Druck nach distal-ventral ausgeübt. Der Patient stützt die Ellbogen auf der Liege ab.
Ausführung: Unter Beibehaltung der Supinationsstellung im Fuß und durch Druck auf das Fibulaköpfchen wird das Knie langsam in Extension gebracht (Abb. 6-21).

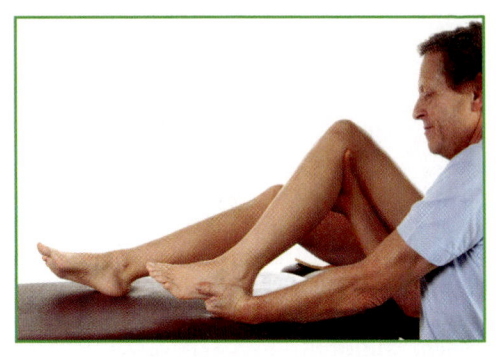

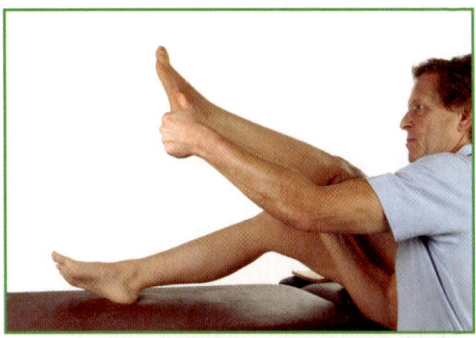

Abb. 6-21 Direkte arthroligamentäre Entspannung des proximalen tibio-fibularen Gelenks

Bei Valgus- und/oder Varus-Fehlstellung am Kalkaneus sowie indirekt für den Vorfuß bei Fuß-/Fersenschmerzen oder Fersensporn
ASTE: Patient in Rücklage, Hüfte und Knie ca. 90° gebeugt.
Grifftechnik: Der Therapeut legt den Ellbogen (proximaler Arm) in die Kniekehle des Patienten, während er gleichzeitig die Ferse des

Patienten umfasst. Die distale Hand des Therapeuten führt den Fuß des Patienten in Supinationsstellung.
Ausführung: Unter Beibehaltung der Grifftechnik wird das Knie des Patienten in Beugung gebracht, um über die Hebelwirkung des Unterarms eine Traktion auf das untere Sprunggelenk auszuüben, bis eine Entspannung eintritt (Abb. 6-22).

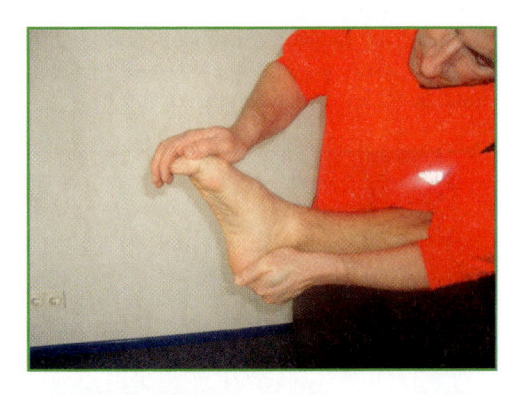

Abb. 6-22 Direkte arthroligamentäre Entspannung bei Valgus- und/oder Varus-Fehlstellung am Kalkaneus sowie indirekt für den Vorfuß

Kontinuumstörung (Insertionstendopathie oder Tendinitis)

> **!** Bei sehr starken Schmerzen evtl. erst die Tenderpoints behandeln

ASTE: Patient liegt in Seitlage.
Ausführung: Mit dem Daumen den oder die Kontinuumstörung(en) aufsuchen und mit kräftigem Druck korrigieren (Abb. 6-23).

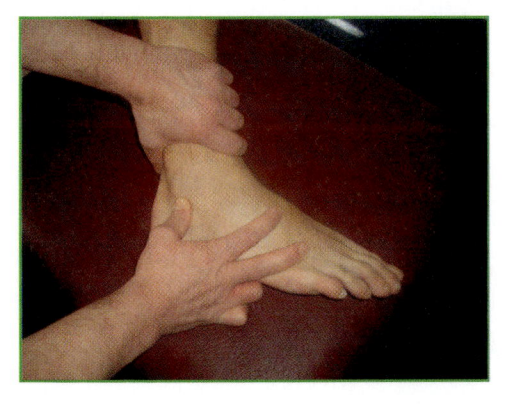

Abb. 6-23 Kontinuumtechnik bei Kontinuumstörung

Tenderpoint-Behandlung nach Umknicken

Externer Tenderpoint einer internen Verstauchung:
ASTE: Patient in Seitlage, Fuß im Überhang, Unterschenkel unterlagern.
Grifftechnik: Die rechte Hand umgreift den Talus, während der linke Zeigefinger den Tenderpoint des Lig. talofibulare anterior palpiert.
Durchführung: Annäherung in Richtung Eversion im oberen Sprunggelenk, d. h. der Talus wird mit kräftigem Druck in Eversionsstellung gebracht und ca. 90 Sekunden gehalten (Abb. 6-24).

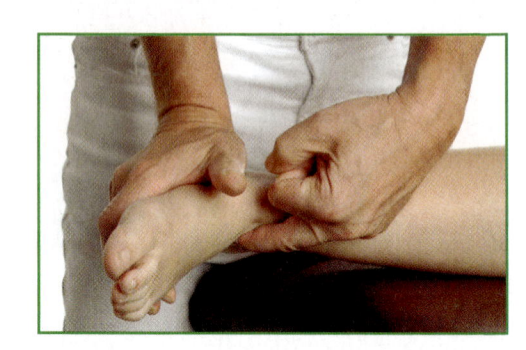

Abb. 6-24 externer Tenderpoint einer internen Verstauchung (Lig. talofibulare anterior)

Triggerband-Behandlung nach Umknicken

ASTE: Patient in Seit- oder Rückenlage.
Grifftechnik: Während die proximale Hand die Haut fixiert, palpiert die distale Hand das Triggerband.
Ausführung: Die distale Hand korrigiert nun mit kräftigem Druck das Triggerband in seiner gesamten Länge. Die Zugrichtung kann dabei sowohl von proximal nach distal als auch von distal nach proximal erfolgen (Abb. 6-25).

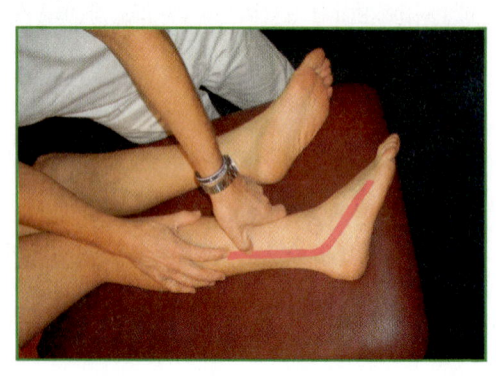

Abb. 6-25 Triggerband-Behandlung nach Supinationstrauma

Faltdistorsion

ASTE: Patient in Rückenlage, der betroffene Fuß ragt dabei etwas über die Tischkante. Das Kniegelenk wird etwas unterlagert (ca. 30° Flexion).

Grifftechnik: Die „mediale" Hand des Therapeuten umgreift zuerst den Taluskopf (fußnah am Gelenkspalt), dann umgreift die „laterale" Hand den Fuß. Die Position des Fußes muss dabei schmerzfrei sein.

Ausführung: Zunächst wird ein Zug auf den Fuß (vom Patienten weg) ausgeübt, bis eine Entspannung eintritt. Diese Traktionsbehandlung kann auch rhythmisch durchgeführt werden (z.B. ca. 6 Sekunden ziehen, ca. 6 Sekunden Pause im Wechsel ca. 6× wiederholen). Diese Technik kann vom Arzt und/oder ausgebildeten Manualtherapeuten auch mit sog. Thrust (Impuls) ausgeführt werden. Dabei wird am „Ende" der Traktion ein schneller Ruck gesetzt (Abb. 6-26).

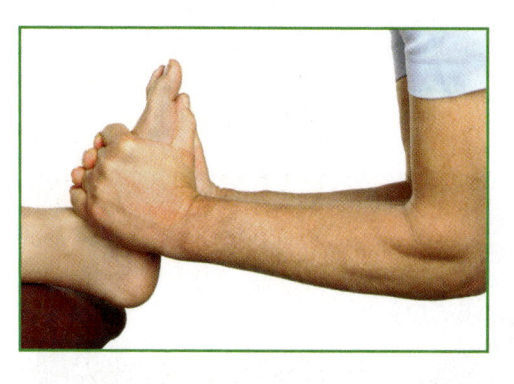

Abb. 6-26
Faltdistorsion

> ! Bei Kontinuumstörungen und/oder Triggerbändern darf innerhalb der ersten 24 Stunden posttraumatisch nicht mit „Thrust" gearbeitet werden!

Limitierung der Bewegungsexkursion

Nach erfolgter Korrektur der verletzten Strukturen sollte eine weitere **Kühlung** mit Eiswasser oder Liquid Ice (Vorsicht bei Arnikaallergie) für maximal 2 Stunden erfolgen. Anschließend wird ein **Salbenverband** mit Elyth- oder Profelan®-Salbe (Vorsicht bei Arnikaallergie) – evtl. in Kombination mit einem Tapeverband (s. Kap. 3) angelegt, um den verletzten Strukturen die Möglichkeit einer Heilung in angenäherter und gesicherter Position zu ermöglichen. Dieser Verband kann bis zu 24 Stunden verbleiben.

6 Sportphysiotherapeutische Versorgung von Verletzungen

Anlegen eines Salbenverbandes Zum Anlegen eines Salbenverbandes werden zwei Schaumstoffprotektoren vorbereitet und ausgeschnitten. Sie sollen als Salbenträger auch eine gleichmäßige Aufnahme der Salbe über die Haut ermöglichen und gewährleisten. Ein medialer Protektor wird in L-Form, ein lateraler Protektor in U-Form ausgeschnitten.

Auf der kaschierten Schaumstoffseite der Protektoren wird das Salbenmaterial aufgetragen und gleichmäßig verteilt. Anschließend werden die Salbenträger von medial (L-Form) und lateral (U-Form) angelegt und zunächst mit einer Unterzugbinde (Gazofix®) von distal über die Ferse nach proximal fixiert.

Dann werden Anker und Sicherungszügel angelegt, um eine Sicherung der verletzten Strukturen zu gewährleisten und unphysiologische Zugspannungen von den traumatisierten biologischen Strukturen zu nehmen.

Diese werden abschließend von distal nach proximal mit Verschalungszügen versehen und bieten dem Salbenverband auch die entsprechende Ruhigstellung der verletzten Strukturen.

Ein Salbenverband kann über 24 Stunden getragen werden und wird vor der nächsten Behandlung wieder entfernt.

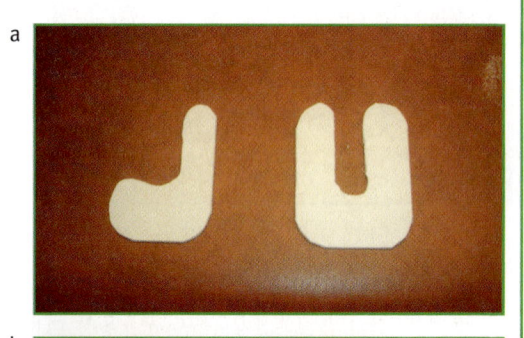

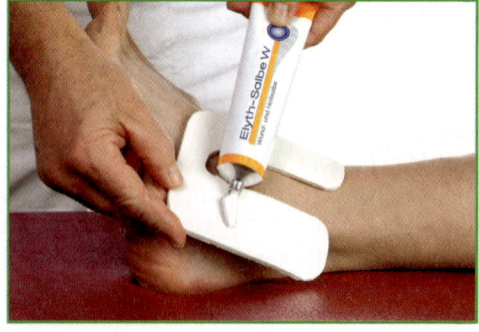

Abb. 6-27 Salbenverband
a) Vorgefertigte Formen der Schaumstoffprotektoren
b) Auftragen der Heilsalbe

6.4 Versorgung von Verletzungen

c

d

e

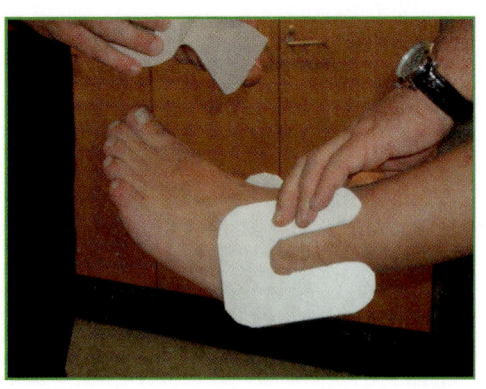

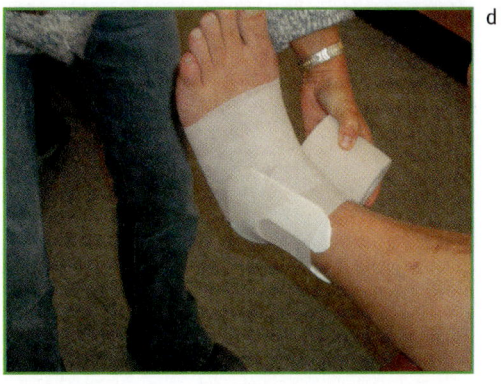

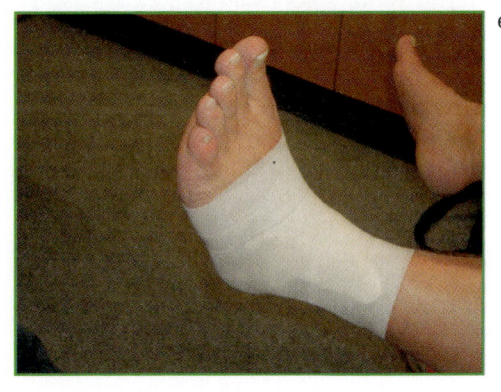

Abb. 6-27
Salbenverband
c) Anlegen des Salbenträgers
d und e) Fixieren mit Unterzugbinde

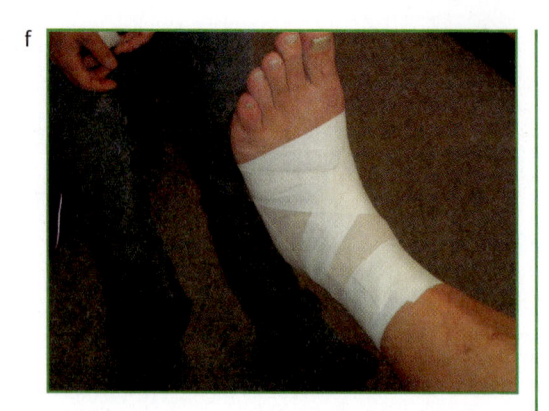

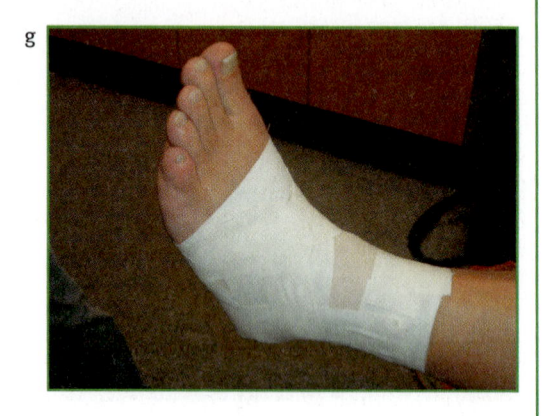

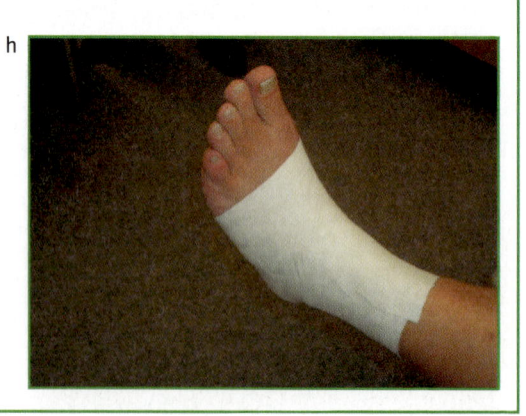

Abb. 6-27
Salbenverband
f) Anker und Sicherungszüge
g) Sicherungszüge
h) Fertiger Salbenverband mit Verschalung

Sekundärversorgung (subakute Phase)

Bei Bedarf erfolgen am nächsten Tag weitere physiotherapeutische Behandlungen, um die verletzten Strukturen erneut zu korrigieren. Bei Falttraumen, Kontinuumstörungen oder Triggerbändern kommt ggf. eine **Traktion mit Impuls** zur Anwendung, wenn mindestens 24 Stunden seit dem Trauma vergangen sind. Ansonsten werden Korrekturen der betroffenen Strukturen wie am 1. Tag durchgeführt.

Nach Ablauf der Akutphase kann gegebenenfalls ein Ausdauertraining mit Fahrradergometer, Handkurbelergometer oder in Form von Walking oder dosiertem Laufen im schmerzfreien Bereich begonnen werden. Die verletzten Strukturen sollen eine Längenänderung erfahren. Zu hohe muskuläre Spannungen, die die aktuelle Belastungstoleranz der verletzten Strukturen überschreiten, müssen jedoch vermieden werden. Dies würde den Heilungsprozess unterbrechen und zusätzliche Narbenbildungen nach sich ziehen.

Um den verletzten Strukturen die Möglichkeit der weiteren Ausheilung in angenäherter Position zu ermöglichen, ist das Anlegen eines **Tapeverbands** zu empfehlen. Bei Schmerzen erfolgt wiederholte Korrektur der gezerrten Strukturen in jener Position, in welcher der Schmerz auftritt. Das Anlegen eines Salbenverbandes über Nacht ist zu empfehlen.

Nachkorrektur Kontinuumstörung in schmerzbelastender Position

ASTE: Einnahme der für den Patienten Schmerz provozierenden Position.
Ausführung: Mäßiger bis kräftiger Druck auf die jetzt schmerzende Kontinuumstörung.

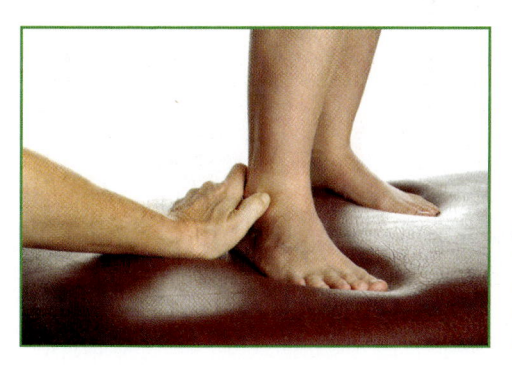

Abb. 6-28 Nachkorrektur einer Kontinuumstörung in schmerzbelasteter Position

Nachkorrektur Triggerband in schmerzbelastender Position

Ähnlich wie bei der oben aufgezeigten Nachkorrektur einer Kontinuumstörung wird auch bei einem Triggerband aus schmerzprovozierender Position heraus gearbeitet.

Den Abschluss bildet wiederum das Anlegen eines kombinierten Salben-Tapeverband in den Behandlungspausen oder über Nacht. Begleitend sind direkte myofasciale Entspannungen der Diaphragmen, Lymphdrainage und Elektrotherapie unerlässlich.

Durch die Verletzung ausgelöste Dysfunktion des oberen und/oder unteren Sprunggelenks einschließlich Kalkaneus entstehen myofasciale Verspannungen in der Wade und/oder Tender- und Triggerpoints. Diese führen zu Wadenschmerzen oder zu Wadenkrämpfen, im Fuß und auf der plantaren Seite der Zehen.

Direkte myofasciale Entspannung der Wade

ASTE: Patient in Rückenlage, Kniegelenke ca. 45° gebeugt.

Grifftechnik: Die Fingerspitzen des Therapeuten werden unterhalb der Kniekehle „steil" aufgestellt appliziert.

Ausführung: Zug nach distal Richtung Ferse ausüben, bis ein Widerstand zu spüren ist. Den Zug andauernd einwirken lassen, bis der Widerstand „schmilzt" (Abb. 6-29).

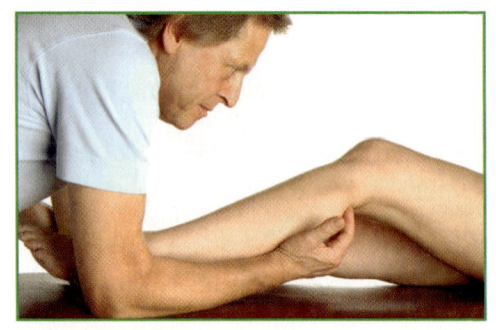

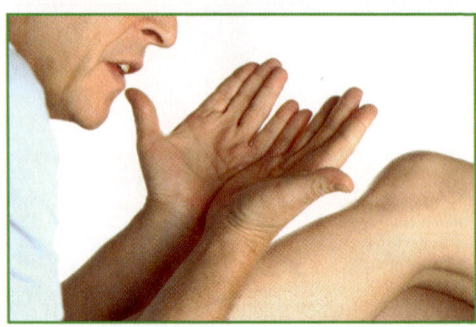

Abb. 6-29 Direkte myofasciale Entspannung der Wade

Tenderpoints der Mm. gastrocnemius und soleus

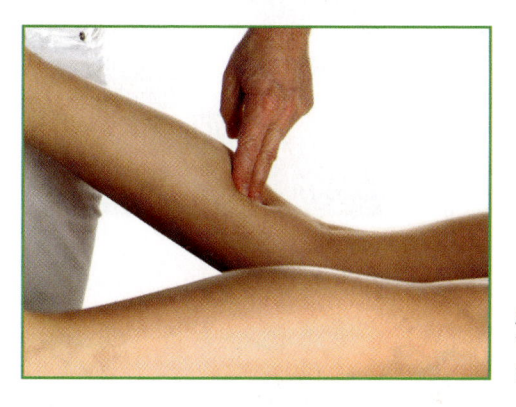

Tenderpoint M. gastrocnemius

Lokalisation: Zwei Querfinger kaudal der Kniekehle lateral für das Caput laterale (M. gastrocnemius) und medial für das Caput mediale (M. gastrocnemius) Druck nach anterior lateral.
ASTE: Patient in Bauchlage, Knie in ca. 40° Flexion, der Fußrist wird auf dem Oberschenkel des Therapeuten abgelegt. Der Therapeut steht an der Seite des betroffenen Beins, Knie auf der Liege.
Korrektur: Druck auf Kalkaneus in Richtung Knie, Fuß in Plantarflexion (Abb. 6-30).

Tenderpoint M. soleus (medial)

Lokalisation: Meist proximales Drittel margo medialis der Tibia, Druck nach lateral.
ASTE: Patient und Therapeut wie bei Tenderpoint M. gastrocnemius.
Korrektur: Druck auf Kalkaneus Richtung Knie, Fuß in maximale Plantarflexion und Inversion (Abb. 6-31).

Abb. 6-30 Tenderpoint M. gastrocnemius

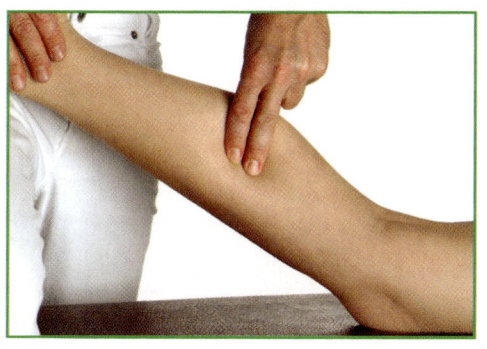

Abb. 6-31 Tenderpoint M. soleus

Direkte myofasciale Entspannung der Fascia poplitea

Indikation: Schmerzen im Knie, Kniekehle oder Bakerzyste.
ASTE: Patient in Rückenlage, die Kniegelenke ca. 45° gebeugt.
Grifftechnik: Die Finger des Therapeuten werden zum „Pflug" geformt und auf dem M. popliteus platziert.
Ausführung: Unter Beibehaltung der Fingerstellung wird nun so lange „Zug" auf die Faszie ausgeübt, bis diese „schmilzt" (Abb. 6-32).

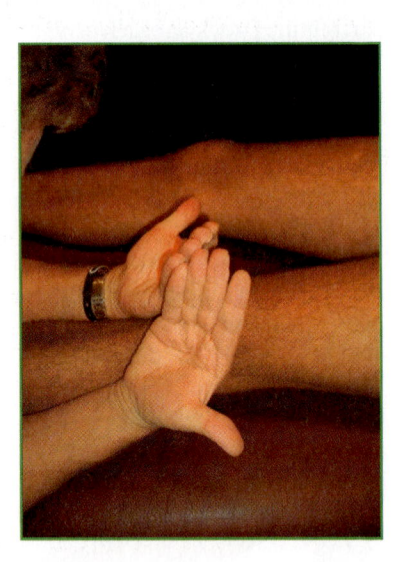

Abb. 6-32 Direkte myofasciale Entspannung der Fascia poplitea

Weiteres Management

Bildgebende Verfahren, EMG, Computergesteuerte Kraftanalysen, videogestützte Funktionsanalysen einhergehend mit Tastbefund und subjektivem Gefühl des Patienten bestimmen nun das weitere Management.

Durch die Traumatisierung können aufgrund der Ursachen-Folge-Kette weitere Strukturen in Mitleidenschaft geraten. Bei Bedarf müssen diese ebenfalls beachtet und korrigiert werden. Dabei treten erfahrungsgemäß häufig Veränderungen der prätibialen myofascialen Strukturen auf (CAVE: Kompartmentsyndrom!). Zeichen eines Kompartmentsyndroms wären Parästhesien in Form von Kribbeln, Brennen und/oder Taubheitsgefühl an der Dorsalseite des Fußes und der Zehen. Liegen diese Symptome nicht vor, wird mit den nachfolgend beschriebenen Techniken gearbeitet.

Direkte myofasciale Entspannung der prätibialen Muskulatur:
Indikation: Shin Splints (Schienbeinkanten-Schmerzen), beginnendes oder abgeklungenes Kompartmentsyndrom, Schmerzen oder Krämpfe in der prätibialen Muskulatur (Zehenstrecker).
ASTE: Patient in Rückenlage.
Grifftechnik: Daumen- oder Fingerspitzen suchen neben der Schienbeinkante nach den verspannten „Zonen".
Ausführung: Mäßiger Druck mit dem/den Daumen (ca. 4–8 kg) nach postero-medial (innen-unten), bis die Spannung „schmilzt".
Zur Vervollständigung der Therapie werden **Muskeldehntechniken nach MAHONI** durchgeführt. Ziel ist dabei, die Crosslinks der Muskelbindegewebe aufzureißen. Dabei wird der Muskel unter maximaler Annäherung isometrisch angespannt. Evtl. bestehende Zylinderdistorsionen werden mit Doppeldaumentechnik behandelt (quer und längs, Abb. 6-33 und 6-34).

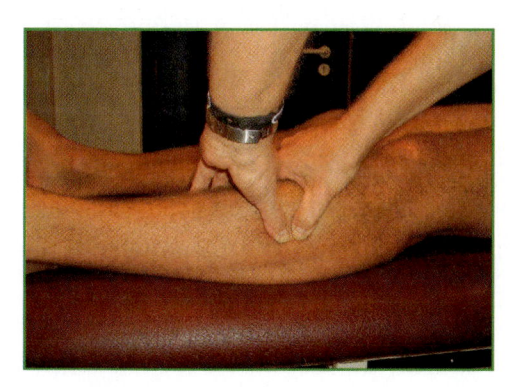

Abb. 6-33 Direkte myofasciale Entspannung der peronealen Muskulatur sowie tibiale und prätibiale Muskulatur (Septum intermusculare cruris anterius)

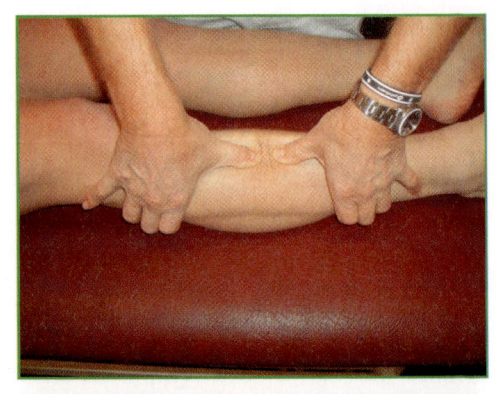

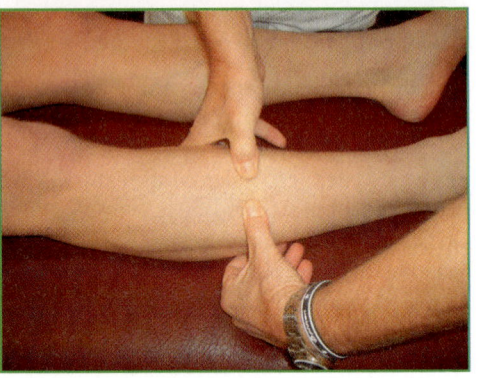

Abb. 6-34 Doppeldaumentechnik
a) Kompressionsvariante
b) Quer für die oberflächlichen Fasern

6.4.2 Kniegelenk

Durch seine besondere Stellung zwischen Fuß und Hüfte ist das Kniegelenk besonderen mechanischen Be- und Überlastungen ausgesetzt. Sowohl Funktionsstörungen am Fuß als auch Funktionsstörungen der Lenden-Becken-Hüft-Region müssen vom Kniegelenk kompensiert werden.

So entsteht z. B. ein **Genu valgum** (X-Bein-Stellung) bei Hyperpronation und/oder Ilium anterior. Ein **Genu varum** (O-Bein-Stellung) installiert sich bei einem Ilium outflare während ein **Genu recurvatum** (überstrecktes Kniegelenk) bei Ilium posterior und/oder Supinationsstellung des Fußes die Folge ist.

In allen Fällen kommt es zur Dysfunktion der arthroligamentären Strukturen im und um das Knie. Da der Meniskus via den Meniscipatellären-Bändern mit der Kniescheibe korrespondiert und dadurch bei Knieextension anteriorisiert wird, wird er bei Flexion via

M. semimembranosus und M popliteus posteriorisiert. Dies führt zu erheblichen funktionellen Einschränkungen sowohl in den menisci-femoralen als auch in den menisci-tibialen Gelenken. Folge:
- Schmerzen tief im Gelenk bei Bewegung aber auch manchmal in Ruhe
- peripatelläre Schmerzen (oberhalb, unterhalb oder hinter der Kniescheibe).

Dies bedeutet für die intra- und periartikulären Strukturen des Kniegelenks eine besondere Stresssituation.

Sofortmaßnahmen
Analog zu dem in Kapitel 6.4.1 beschriebenen Vorgehen bei Verletzungen am Fuß, wird zunächst ein nasskalter Kompressionsverband angelegt.

Primärversorgung
Auch nach Verletzungen des Kniegelenks gilt es, so schnell wie möglich mit geeigneten Maßnahmen im Gelenk eine ausgewogene Spannung wieder herzustellen. Diese Herstellung bzw. Korrektur der verletzten Strukturen bedeutet nicht, dass die Strukturen sofort wieder voll belastbar sind. Vielmehr bedeutet es nur, dass die betroffenen Ligamente in Ruhe ausheilen können. Hierzu sind die in Kapitel 6.2.2 beschriebenen Wundheilungsphasen zu beachten und zu berücksichtigen.

Die folgenden Techniken haben sich bei der Betreuung im Fußballsport als besonders effizient erwiesen, um die nachfolgende Rehabilitationszeit deutlich zu verkürzen.

Arthroligamentäre Entspannung bei Zerrung von Außen-/Innenband
Lig. collaterale mediale (Innenband)
ASTE: Patient in Rückenlage. Therapeut steht am Fußende der betroffenen Seite, dem Spieler zugewandt.
Grifftechnik: Die proximale Hand umgreift die Ferse, die distale Hand umgreift den Vorfuß plantarseits.
Ausführung: 90° Flexion im Hüft- und Kniegelenk. Der Therapeut induziert nun eine Adduktion in der Hüfte und mit beiden Händen eine Außenrotation und Valgusposition im Knie sowie eine Pronation im Sprunggelenk. Unter Beibehaltung dieser Position führt der Therapeut das Bein langsam in die Extension, bis Widerstand oder Schmerz auftritt. Diese Position wird so lange beibehalten, bis die Spannung oder der Schmerz deutlich nachlassen (still point). Es ist durchaus möglich, dass man mehrmals auf einen Widerstand stößt.

Abb. 6-35 Direkte arthroligamentäre Entspannung Lig. collaterale mediale (still point) oder indirekte arthroligamentärer Release für das Lig. collaterale laterale

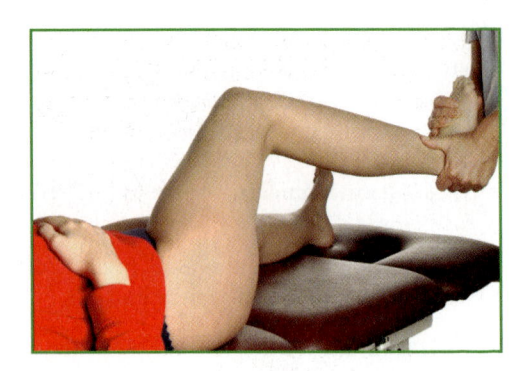

Man verharrt dann jeweils so lange, bis der Widerstand und/oder der Schmerz sich auflösen und sich das Knie vollständig strecken lässt. Dann hat das Innenband seine physiologische Spannung zurückgewonnen (Abb. 6-35).

Lig. collaterale laterale (Außenband)
ASTE: Patient in Rückenlage. Therapeut steht oder sitzt in Höhe des betroffenen Kniegelenks auf der kontralateralen Seite, dem Spieler zugewandt.
Grifftechnik: Die distale Hand umgreift den Fuß von plantar her, während sich der Ellbogen des gleichen Arms auf der Liege aufstützt. Die proximale Hand wird zur Korrektur nicht eingesetzt.
Ausführung: Der Therapeut induziert eine Beugung von 90°, Varusstellung und Innenrotation im Kniegelenk. Der Fuß wird in Inversionstellung gebracht. Unter Beibehaltung dieser Position führt der Therapeut das Bein langsam in die Extension, bis ein Widerstand oder Schmerz auftritt. Diese Position wird so lange beibehalten, bis die Spannung oder der Schmerz deutlich nachlassen (still point). Es ist durchaus möglich, dass man mehrmals auf einen Widerstand stößt. Man verharrt dann solange, bis der Widerstand und/oder der Schmerz sich auflösen und sich das Knie vollständig strecken lässt. Hat man diese Situation erreicht, hat das Außenband seine physiologische Spannung zurück gewonnen (Abb. 6-36).

Behandlung bei zentralem Knieschmerz nach Läsion der Kreuzbänder (nicht bei frischen Rupturen)
Durch die bereits erwähnten Dyskinesien steht die Tuberositas tibiae nicht mehr unter der Apex-Patellae, d.h. der Oberschenkel steht nicht mehr achsengerecht zum Unterschenkel. Dies führt wiederum zu Stressreaktion am zentralen Pfeiler, den Kreuzbändern. Die Folge ist eine veränderte arthroligamentäre Spannung und Schmerzen im

6.4 Versorgung von Verletzungen

Knie, vor allem beim Treppensteigen oder beim Aufstehen vom Sitzen (etwa nach längerer Bus- oder Flugreise zum Spiel oder Trainingslager). Dies wird manchmal sogar mit Ödembildung und Hyperextension im Knie begleitet (Abb. 6-37).

> Das vordere Kreuzband korrespondiert mit dem medialen Meniskus, das menisci-femorale Band mit dem lateralen Meniskus. Dadurch können die Beschwerden auch in Kombination auftreten.

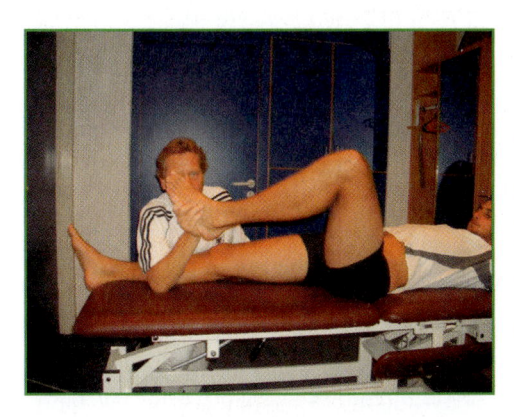

Abb. 6-36 Direkte arthroligamentäre Entspannung Lig. collaterale laterale (still point) oder indirekte arthroligamentäre Entspannung für das Lig. collaterale mediale

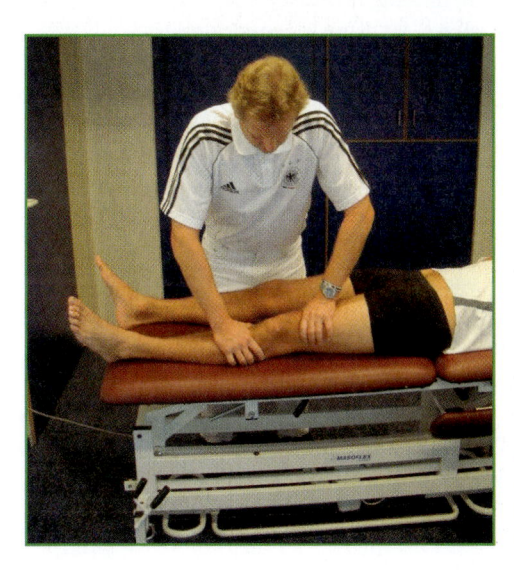

Abb. 6-37 Indirekte arthroligamentäre Entspannung der Kreuzbänder

Indirekte arthroligamentäre Entspannung der Kreuzbänder
ASTE: Patient in Rückenlage. Therapeut steht in Höhe des Kniegelenks auf der homolateralen Seite und umgreift den Oberschenkel mit der proximalen Hand und den Unterschenkel mit der distalen Hand. Circa 10 cm oberhalb und unterhalb des Gelenks.
Ausführung: Druck nach posterior (unten) bei gleichzeitiger Kompression des Kniegelenks. Fasciale Feineinstellung durch Innen- oder Außenrotation des Unterschenkels (Rotation in die „Leichtigkeit" bzw. Schmerzfreiheit – point of balanced tension).

Direkte arthroligamentäre Entspannung und Rezentrierung der Menisci bei Funktionsstörungen
Da die Menisci via menisci-patellären Bändern mit der Kniescheibe korrespondieren und dadurch bei Knieextension via M. quadrizeps anteriorisiert werden, werden sie bei Flexion via M. semimembranosus und M. popliteus posteriorisiert. Dies führt bei Dysfunktion und den damit verbundenen muskulären Dysbalancen zu erheblichen funktionellen Einschränkungen in den menisci-femoralen und in den menisci-tibialen Gelenken.
Folge: Schmerzen tief im Gelenk bei Bewegung, aber auch manchmal in Ruhe. Peripatelläre Schmerzen (oberhalb, unterhalb oder hinter der Kniescheibe) entstehen durch die Korrespondenz dieser Ligamente (auch der Retinakula) mit der Kniescheibe, wo sie so genannte Tenderpoints bilden. Die folgend empfohlenen Therapien gehören wohl zu den notwendigsten Behandlungen bei der sportphysiotherapeutischen Betreuung im Fußballsport.
ASTE: Patient in Rückenlage, das Knie in Extension.
Ausführung: Der Therapeut sitzt oder steht in Höhe des homolateralen Fußes am Ende der Liege. Dann nimmt er Kontakt via Endphalanx (Fingerkuppe) des Mittel- und/oder Zeigefingers mit dem posterioren Rand des Meniskus auf und übt einen ausgewogenen aber steten Druck nach ventral aus. Anmerkung: Eine vorherige Behandlung der Fascia poplitea könnte erforderlich sein (Abb. 6-38 und 6-39).

Therapietechniken zur Reduktion von menisci-initiierten Spannungsschmerzen: Tenderpoints medialer und lateraler Meniskus
ASTE: Patient in Rückenlage. Knie und Hüfte ca. 90° flektiert.
Grifftechnik: Palpation des Tenderpoints am medialen oder lateralen Gelenkspalts (Meniskusrand).
Ausführung: Therapeut übt mit Zeige- oder Mittelfinger einen Druck in Richtung nach postero-lateral beim medialen Meniskus oder nach postero-medial beim lateralen Meniskus aus. Eine fasciale Feineinstellung kann über Innen- oder Außenrotation des Unter-

schenkels und/oder Valgisierung oder Varisierung im Kniegelenk erreicht werden (Abb. 6-40).

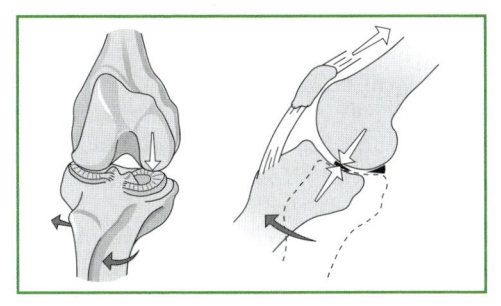

Abb. 6-38 Schematische Darstellung einer Meniskusfunktionsstörung

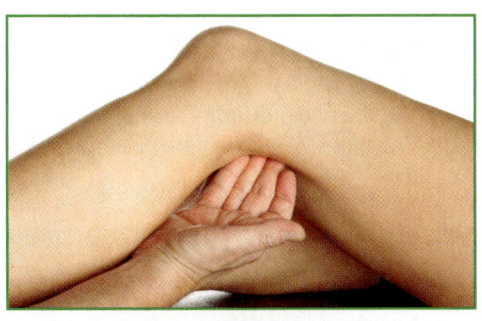

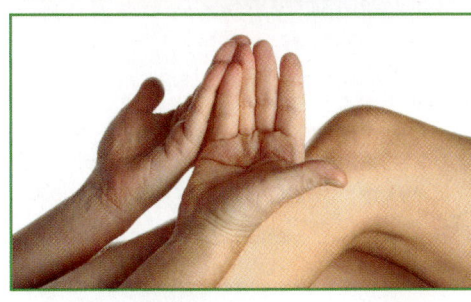

Abb. 6-39 Direkte arthroligamentäre Entspannung Meniskus

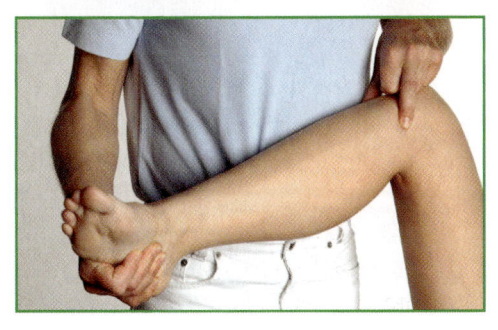

Abb. 6-40 Tenderpoint medialer Meniskus

Muscle-Energy-Technik (MET)
Zur Wiederherstellung des neuromuskulären und arthroligamentären Gleichgewichts nach Meniscus-Dysfunktionen sind Muscle-Energy-Techniken unerlässlich.

Mobilisation des medialen Meniskus nach anterior
ASTE: Patient in Rückenlage. Hüft- und Kniegelenk sind ca. 90° flektiert. Das Kniegelenk wird zusätzlich noch in Valgus-Position gebracht. Der Therapeut steht seitlich in Höhe des betroffenen Kniegelenks.
Grifftechnik: Die proximale Hand umgreift das Knie von lateral, wobei der Daumen in der Kniekehle platziert wird. Die distale Hand umgreift den Fuß von seiner plantaren Seite.
Ausführung: Die proximale Hand induziert im Knie eine Valgusposition, dann wird der Patient aufgefordert, sein Bein gegen den Widerstand des Therapeuten zu strecken. Kurz vor dem Erreichen der maximalen Streckung induziert die distale Hand via Fuß eine schnelle Innenrotation. Der mediale Meniskus gleitet nach anterior.

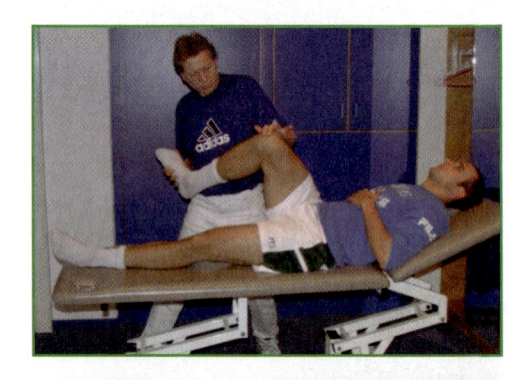

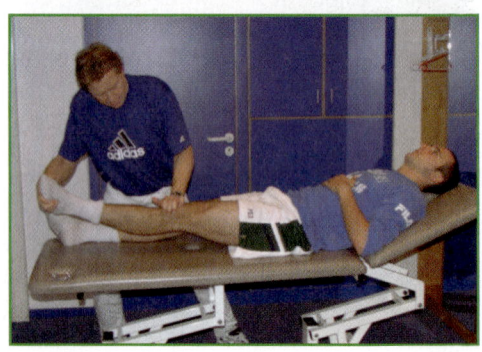

Abb. 6-41 Mobilisation medialer Meniskus nach anterior

Diese MET wird 3- bis 4mal wiederholt. Anschließend wird erneut getestet, ob die Funktion wieder hergestellt ist (Abb. 6-41).

Mobilisation des medialen Meniskus nach posterior
ASTE: Patient in Rückenlage. Hüft- und Kniegelenk ca. 30–40° flektiert. Das Kniegelenk wird zusätzlich in Valgusposition gebracht. Der Therapeut steht seitlich in Höhe des betroffenen Kniegelenks.
Grifftechnik: Die proximale Hand umgreift das Knie von lateral-ventral. Die distale Hand umgreift die Ferse so, dass der Fuß des Patienten parallel zum Unterarm des Therapeuten steht.
Ausführung: Die proximale Hand induziert im Knie eine Valgusposition. Dann wird der Patient aufgefordert, sein Bein gegen den Widerstand des Therapeuten zu beugen. Kurz vor dem Erreichen der maximal möglichen Beugung, induziert der Therapeut via Fuß eine schnelle Außenrotation. Der mediale Meniskus gleitet nach posterior. Diese MET 3- bis 4mal wiederholen. Anschließend wird erneut gestestet, ob die Funktion bereits wieder hergestellt ist (Abb. 6-42).

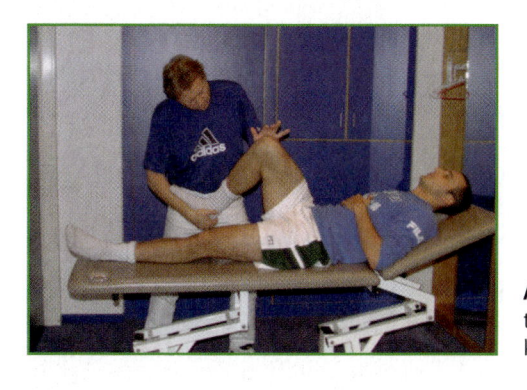

Abb. 6-42 Mobilisation medialer Meniskus nach posterior

Tenderpoint-Behandlung
Peripatelläre und retropatelläre Tenderpoints
Zur Behandlung der periartikulären- und peripatellären Schmerzen, haben sich die Tenderpoint-Techniken sehr bewährt.
ASTE: Patient in Rückenlage.
Ausführung: Der Therapeut palpiert die schmerzhafte Zone. Anschließend übt der Therapeut einen Druck in Richtung Patella aus und schiebt dann die Patella in Richtung des Tenderpoints, bis sich der Schmerz reduziert hat. Eine fasciale Feineinstellung erreicht der Therapeut durch die Rotation der Patella (M. quadrizeps und retropatellare Bänder). (Abb. 6-43)

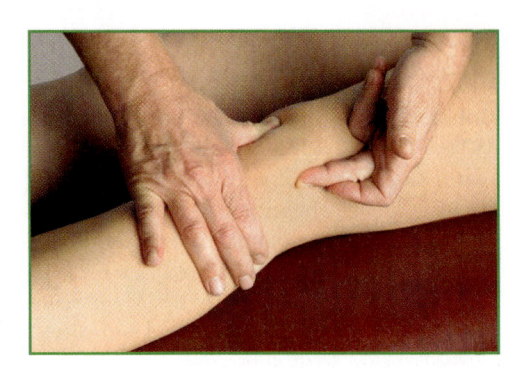

Abb. 6-43 Peripatellärer Tenderpoint

Tenderpoint Basis-Patella
ASTE: Patient in Rückenlage, die Hüfte und Knie sind leicht flektiert. Der Unterschenkel des Patienten liegt auf dem Oberschenkel des Therapeuten. Dieser steht auf der Seite des betroffenen Beins.
Ausführung: Therapeut palpiert den Tenderpoint ca. zwei Querfinger oberhalb der Patella. Dann übt der Therapeut einen Druck nach posterior, während die Patella in Richtung Tenderpoint geschoben wird (M. quadrizeps).

Tenderpoint Apex-Patellae
ASTE: Patient in Rückenlage. Ein kleines Hypomochleon wird entweder unter dem distalen Ende des Unterschenkels oder dem distalen Ende des Femurs platziert.
Ausführung: Der Therapeut palpiert den Tenderpoint und gibt Druck nach posterior-medial oder posterior-lateral. Eine fasciale Feineinstellung kann durch Annäherung entweder durch Druck nach posterior des proximalen Endes der Tibia oder durch Druck nach posterior des distalen Endes des Femurs erreicht werden. (M. quadrizeps) (Abb. 6-44).

Tenderpoints medialer und lateraler Meniskus
ASTE: Patient in Rückenlage. Knie und Hüfte sind ca. 90° flektiert. Palpation des Tenderpoints am medialen oder lateralen Gelenkspalt. (Meniskusrand) Druckrichtung nach postero-lateral beim medialen Meniskus oder postero-medial beim lateralen Meniskus.
Ausführung: Fasciale Feineinstellung über Innen- oder Außenrotation des Unterschenkels und/oder Valgisierung oder Varisierung (Abb. 6-40).

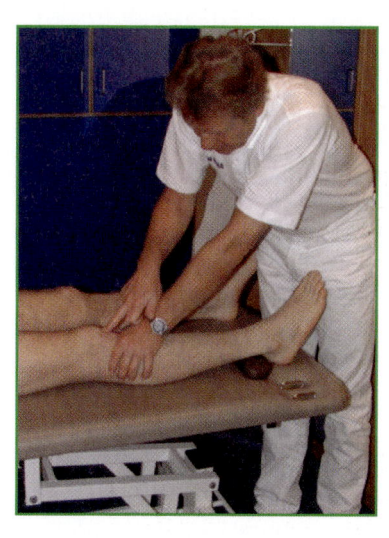

Abb. 6-44 Tenderpoint Apex-Patella

Tenderpoints Pes-anserinus-Muskeln
ASTE: Patient in Rückenlage. Hüfte und Knie sind ca. 90° flektiert. Therapeut steht auf der homolateralen Seite.
Ausführung: Der Therapeut palpiert mit dem Zeigefinger der proximalen Hand den Tenderpoint und übt Druck nach lateral aus. Die distale Hand umgreift den Fuß. Eine fasciale Feineinstellung erreicht man durch mehr Flexion, Varisierung und Innenrotation des Unterschenkels.

Limitierung der Bewegungsexkursion
Therapie begleitend können kombinierte Salben-Tape-Verbände angelegt werden. Hier wird wie bereits in Kapitel 6.4.1 dargestellt vorgegangen. Zielsetzung ist wiederum die Möglichkeit der Ausheilung der verletzten Strukturen durch Annäherung.

6.4.3 Lenden-Becken-Hüft-Region (LBH)

Das Hüftgelenk stellt das Gelenk mit der größten Bewegungsamplitude der unteren Extremität dar. Folglich wird der Spieler nach einer Verletzung das Hüftgelenk sowie das Becken einsetzen, um ein adaptives Haltungsschema (Bewegen im schmerzfreien Bereich) zu installieren.

Sofortmaßnahmen
Auch bei Verletzungen im Bereich der Lenden-Becken-Hüft-Region ist zunächst wie in Kapitel 6.4.1 vorzugehen.

Primärversorgung

Korrektur von Gelenk-/Bandstrukturen und/oder Muskel-Bindegewebsstrukturen

Durch die bereits erwähnten hohen Belastungen im Fußball und die damit verbundenen Veränderungen der Becken-Bein-Achse – vor allem aufsteigende traumatische Kräfte oder direkter Sturz auf die Hüfte – induzieren Veränderungen in der femoro-koxalen Achse (Hüftgelenk). So führt ein Ilium anterior oder eine Hyperpronation im Fuß das Hüftgelenk in eine Innenrotationsstellung. Ein Ilium in Outflare oder Fuß in Supination induziert eine Abduktionsstellung im Hüftgelenk. Ein Ilium in Inflare induziert eine Adduktionsstellung und ein Ilium posterior induziert eine Außenrotations-Stellung im Hüftgelenk.

Die Folgen sind Schmerzen im und um das Hüftgelenk und in der Leistengegend. Die „Wartung" der Hüft- und Beckengelenke, einschließlich ihrer myofascialen Strukturen gehören zum „täglichen Brot" des Sportphysiotherapeuten im Fußball. Nur dann lassen sich die so genannten **„Leistenzerrungen"** in Grenzen halten.

Zentrierung des Caput femoris im Azetabulum durch indirekte arthroligamentäre Entspannung

ASTE: Patient in Seitlage. Hüfte und Knie sind ca. 45° gebeugt. Der Therapeut steht hinter dem Patienten auf Höhe des Beckens.

Grifftechnik: Die proximale Hand des Therapeuten liegt auf der Crista iliaca, die distale Hand auf dem Trochanter.

Ausführung: Die Hände üben eine Kompressionskraft zueinander aus. Die kaudale Hand zentriert den Femurkopf in das Azetabulum. Der Druck wird solange gehalten, bis eine Entspannung eintritt. Sollte sich die Kompression als schmerzhaft erweisen, steht alternativ die Traktionsbehandlung zur Verfügung. Bei der Traktion werden

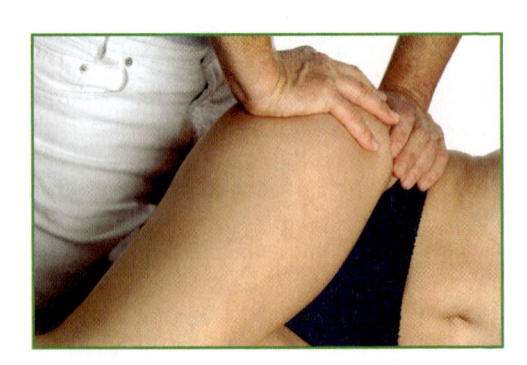

Abb. 6-45
Hüftzentrierung

nicht nur die beiden Gelenkpartner voneinander entfernt, (nach evtl. Verstauchung separiert), sondern wird über die Dehnung der Gelenkkapsel auch ein zusätzlicher Schmerz dämpfender Reiz gesetzt (Abb. 6-45).

Hüfttraktion zur Dekompression nach Verstauchung und zur Kapseldehnung

Nach einer akuten Verstauchung der Hüfte während des Trainings/Spiels kann sofort auf dem Spielfeld eine direkte arthroligamentäre Entspannung mittels Traktion durchgeführt werden.

ASTE: Patient in Rückenlage. Das Bein der betroffenen Hüfte wird leicht abgespreizt, leicht gebeugt und etwas nach außen rotiert. Becken oder Leiste werden mit einem Gurt fixiert.

Ausführung: Der Therapeut umgreift das betroffene Bein etwas proximal der Malleolengabel mit beiden Händen und übt langsamen aber stetigen Zug in der Verlängerung der Beinachse aus. Diese Position wird ca. 10 Sekunden gehalten, ehe mit dem Zug für etwa weitere 10 Sekunden etwas nachgelassen wird. Das ganze wird 4- bis 5mal wiederholt. Danach sollte eine deutliche Reduzierung der Schmerzen und eine verbesserte Willkürmotorik festzustellen sein (Abb. 6-46).

Entspannung der hüftumgreifenden myofascialen Strukturen (u. a. Leistenzerrung)

Zeitgleich klagen die Spieler fast immer über **Leistenschmerzen oder sog. Adduktorenzerrung,** die eine Dysfunktion der Hüfte begleiten können. Diesen Schmerzen kann mit einer gezielten myofascialen Entspannung optimal begegnet werden.

Direkte myofasciale Entspannung der Adduktoren

ASTE: Patient in Rückenlage. Das betroffene Bein wird etwas abduziert. Der Therapeut steht auf der gegenüberliegenden Seite.

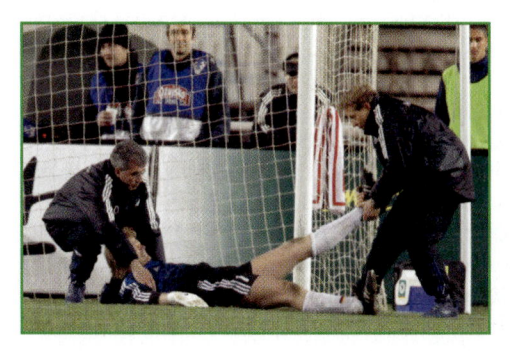

Abb. 6-46 Traktion des Hüftgelenks auf dem Spielfeld

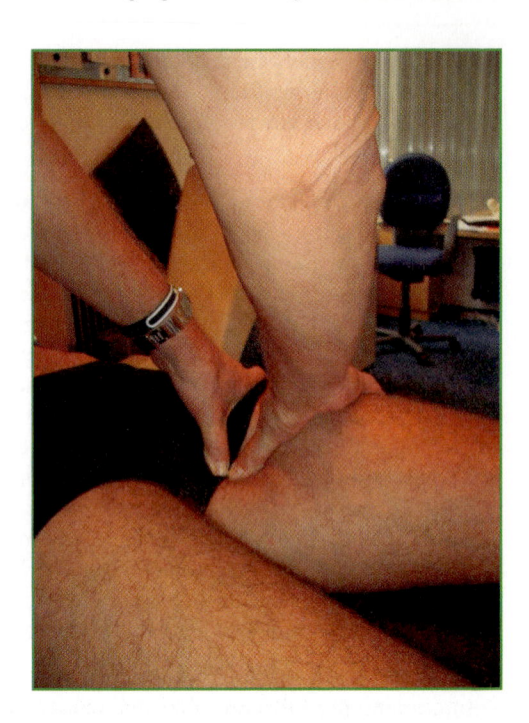

Abb. 6-47 Myofasciale Entspannung der Adduktoren

Ausführung: Der Therapeut palpiert mit dem Daumen der distalen Hand die schmerzhafte Stelle an der proximalen, medialen Seite der Adduktoren. Dann übt er einen mäßigen bis kräftigen Druck nach superior, posterior und lateral (quer zur Muskelfaser) aus, bis eine Entspannung eintritt (Abb. 6-47).

Direkte arthroligamenäre sowie neurovaskuläre Entspannung Lig. inguinale sowie V., A. und N. femoralis
Auch das Leistenband (Lig. inguinale) selbst kann bei einer Dysfunktion der Hüfte und/oder des Beckens (Beckenverwringung) Leistenschmerzen, Parästhesien (Schmerzen oder Missempfindungen an der Oberschenkelvorderseite) sowie eine Schwäche des M. quadrizeps herbeiführen. Die Irritation auf den M. quadrizeps kann so stark sein, dass es zu einem „giving away", d. h. Zusammensacken des Knies z. B. beim Aufstehen vom Sitzen kommen kann. Dies ist die Folge eines zu festen Lig. inguinale, das die Vena, Arteria und den Nervus femoralis (VAN-Position) komprimieren kann, und birgt ein enormes Verletzungsrisiko in sich.
ASTE: Patient in Rückenlage. Der Therapeut steht in Höhe des Oberschenkels auf der betroffenen Seite.

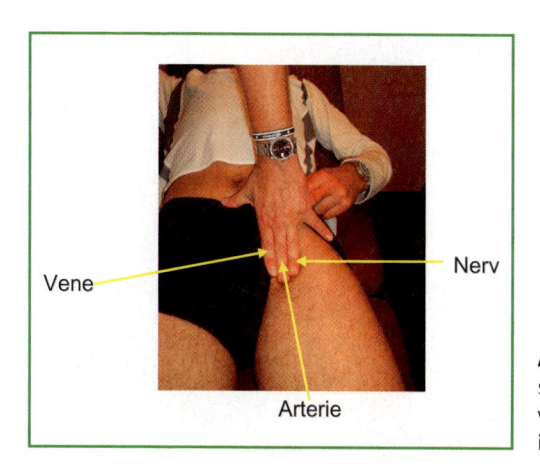

Abb. 6-48 Lokalisation des neurovaskulären Bündels in der Leiste

Labels: Vene, Nerv, Arterie

Ausführung: Der Therapeut nimmt mit seinem Hypothenar (Kleinfingerballen) Kontakt mit der Mitte des Leistenbandes auf und übt einen mäßigen Druck nach posterior, superior und medial aus, bis eine Entspannung eintritt (Abb. 6-48).

Direkte myofasciale Entspannung M. tractus iliotibialis bei Fehlbelastung oder im subakuten Stadium nach „Pferdekuss"

Bei anderen Spielern treten die myofascialen Verspannungen bei Dysfunktion der Hüfte am lateralen Oberschenkel, im Verlauf des M. tractus iliotibialis auf. Auch hier kann eine gezielte myofasciale Entspannungstechnik für rasche Abhilfe sorgen.

ASTE: Patient in Rückenlage. Der Therapeut sitzt oder steht auf der homolateralen Seite, dem betroffenen Oberschenkel zugewandt.

Grifftechnik: Der Therapeut palpiert die schmerzhafte(n) Zone(n) mit dem Daumen der dominanten Hand (dieser kann mit dem anderen Daumen unterstützt werden).

Ausführung: Mäßiger bis kräftiger Druck nach medial und posterior bis die Entspannung eintritt.

Zu den o.g. myofascialen Verspannungen nach Dysfunktion der femoro-koxalen Achse (= Verbindung zwischen Beckenschaufel und Oberschenkel (Hüfte)) gesellen sich meist starke Beschwerden in der glutealen Muskulatur. Da in diesen pelvi-trochantären Muskeln einige Nerven verlaufen, (z.B. N. gluteus superior, N. gluteus inferior, N. pudendus, N. ischiadicus) gehen diese Verspannungen nicht selten mit extrasegmentalen Ausstrahlungen in die Rückseite des Oberschenkels einher. Myofasciale Entspannungstechniken sorgen auch hier meistens für wahre „Wunder" (Abb. 6-49 und 6-50).

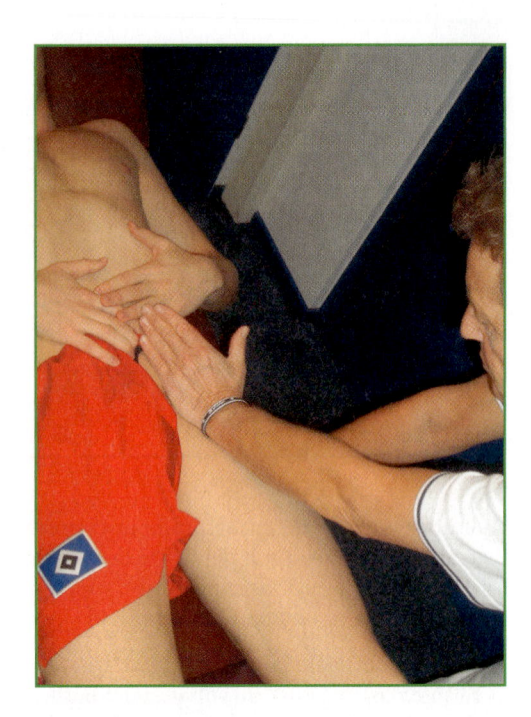

Abb. 6-49 Myofasciale Entspannung des Leistenbandes

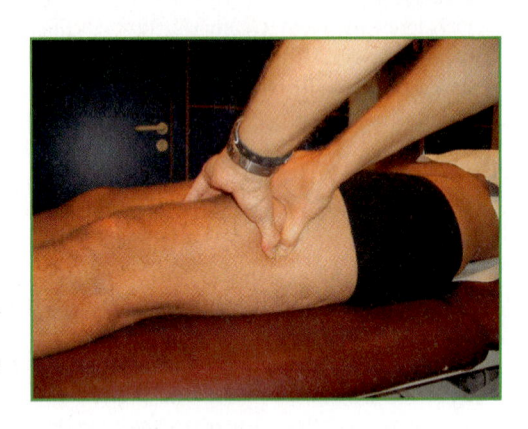

Abb. 6-50 Direkte myofasciale Entspannung M. tractus iliotibialis

Direkte myofasciale Entspannung der pelvitrochantären Muskulatur

ASTE: Patient in Seitlage, das betroffene Hüftgelenk oben. Hüft- und Kniegelenk sind ca. 90° flektiert. Der Therapeut steht hinter dem Patient.

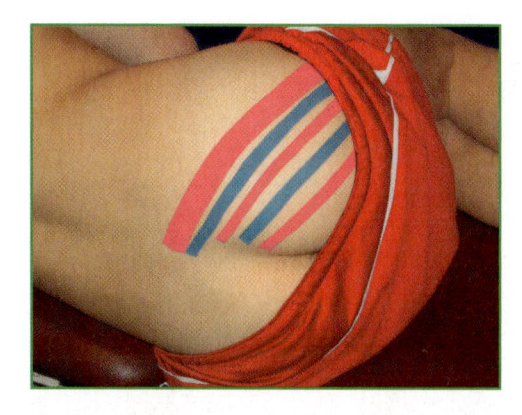

Abb. 6-51a Anatomie in vivo pelvitrochantäre Muskulatur (von kranial nach kaudal): M. piriformis, M. gemellus superior, M. obturatorius internus, M. genellus inferior, M. quadratus femoris

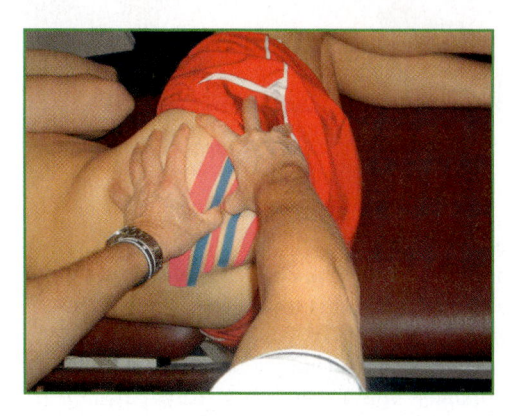

Abb. 6-51b Direkte myofasciale Entspannung pelvitrochantäre Muskulatur

Ausführung: Der Therapeut palpiert die verspannte(n) Zone(n) und drückt mit dem Daumen nach medial und leicht nach anterior, bis die Entspannung eintritt (Abb. 6-51).

Behandlung verdrehter myofascialer Strukturen (Triggerband)

Differenzialdiagnostisch müssen diese myofascialen Verspannungen von einem dorsalen oder lateralem Triggerband oder einer Triggerpoint-Hernie unterschieden werden. Die Körpersprache des Spielers kann hierbei wichtige Informationen liefern. Streicht sich z. B. der Spieler mit der Hand über die gluteale Muskulatur und Rückseite des Oberschenkels, ist das meist als ein dorsales Triggerband zu werten. Streicht er dagegen über die laterale Seite des Oberschenkels könnte das ein Hinweis eines lateralen Triggerbands sein. „Bohrt" er dagegen seine Faust in den M. gluteus medius, spricht das für eine Triggerpoint-Hernie.

Abb. 6-52 Körpersprache Triggerpoint-Hernie

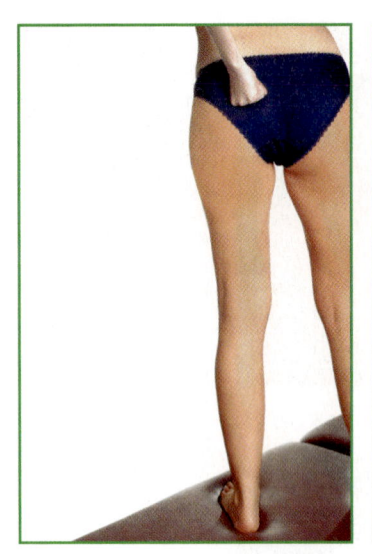

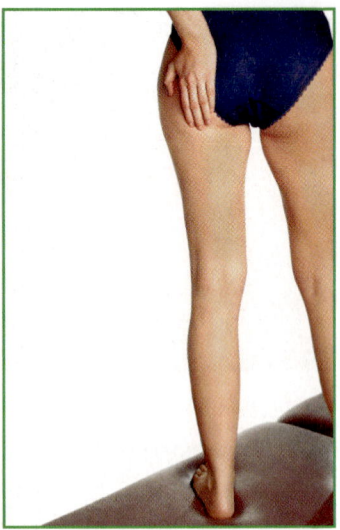

Abb. 6-53 Körpersprache Triggerband

Behandlung dorsales Triggerband
ASTE: Patient steht nach vorne gebückt, um den Schmerz zu provozieren. Hände an einer Wand oder Behandlungsliege abgestützt.
Ausführung: Der Therapeut palpiert das Triggerband, meist in Höhe der Kniekehle mit den Daumen. Dann übt er einen starken bis mäßigen Druck aus und korrigiert von distal nach proximal, den Obersachenkel aufsteigend, über die gluteale und lumbale Muskulatur zur Lendenwirbelsäule und zurück zum Kreuzbein. Bleibt der gewünschte Erfolg aus, kann auch in umgekehrter Richtung gearbeitet werden.

Behandlung der Triggerpoint-Hernie (Bull Eye)
ASTE: Patient in Bauchlage. Der Therapeut steht auf der, der Triggerpoint-Hernie zugewandten Seite.
Ausführung: Der Therapeut palpiert die Triggerpoint-Hernie mit dem Daumen. Durch mäßigen bis kräftigen Druck des Therapeuten nach anterior wird nun das durch die Fascienebene getretene Gewebe zurückbewegt.

Behandlung der arthroligamentären sowie myofascialen Strukturen am Becken
Aus didaktischen Gründen haben wir oben nur von der femorokoxalen Achse gesprochen. In der Realität sehen wir aber gerade beim Fußballspieler häufig eine kombinierte Dysfunktion, die auch

Abb. 6-54 Behandlung dorsales Triggerband

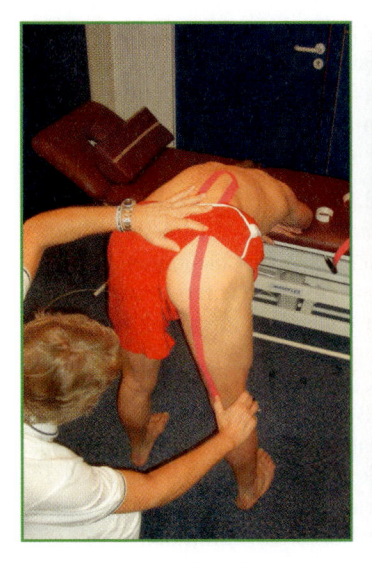

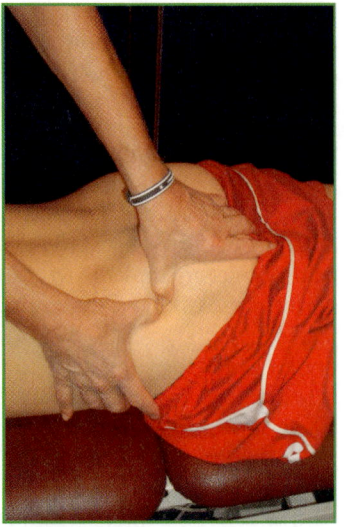

Abb. 6-55 Behandlung Triggerpoint-Hernie

die **iliosakrale und die sakroiliakale** Achse betrifft. Zur Differenzierung zwischen einer Störung der iliosakralen und der sakroiliakalen Achse, sei auch dem nicht in Manueller Therapie ausgebildeten Physiotherapeut, ein deutlicher Hinweis gegeben: eine Dysfunktion im Iliosakralgelenk geht meist mit einer einseitigen Beinlängenänderung (auf der Seite der Läsion) einher, während dies bei einer Störung im sakroiliakalem Gelenk meist nicht zu beobachten ist. Es würde den Rahmen dieses Buches sprengen, jede Untersuchungs- und Behandlungstechnik hier vorzustellen. Eine Behandlung im Sinne einer arthroligamentären Entspannung sollte aber von jedem Physiotherapeuten durchgeführt werden können, zumal sie für eine schnelle Wiederherstellung der Funktion und somit zur Beschwerdefreiheit führt.

Indirekte arthroligamentäe Entspannung des ISG – Beckenverwringung mit Beinlängendifferenz und Schmerzen in der Leiste und am Os pubis (Schambein)
ASTE: Patient in Rückenlage. Der Therapeut steht seitlich in Höhe des Beckens.
Ausführung: Der Therapeut legt seine Hände beidseitig auf die Spinae iliaca anteriores superiores. Die Spinae werden gegeneinander komprimiert, um die Symphyse auf der posterioren Seite zu öffnen.

Dann werden beide Ossa coxae (Beckenschaufeln) gegeneinander nach anterior und posterior bewegt, um die Richtung des geringsten Widerstandes zu ermitteln. Hat man diese gefunden, verharrt man solange in der Position bis eine Entspannung eintritt (Abb. 6-56).

Behandlung M. iliopsoas

Zu den, die Dysfunktionen im LBH-Bereich aufrechterhaltenden Muskeln, gehört in erster Linie der M. iliopsoas. Dieser Muskel bestimmt die Schrittlänge und ist wichtig zur Beschleunigung des Balls beim „Schießen". Er kann das Ilium sowohl in anteriorer als auch in posteriorer Position fixieren und auch das Hüftgelenk in Flexion halten.

Bei der ersten Inspektion fällt auf, dass der Spieler etwas nach vorne gebeugt steht. Er klagt auch über Beschwerden beim Aufstehen vom Sitzen zum Stehen. Er muss sich dabei abstützen. Häufig sind heftige Schmerzen nach schnellem und kräftigem Tritt gegen den Ball. Da fast alle Nerven des Plexus lumbalis durch diesen Muskel ziehen, wird er bei Verspannung Kompressionsstress auf diese Nerven ausüben und somit Schmerzen und Parästhesien in deren Versorgungsgebiet induzieren (z.B. Pubalgie, also Schmerzen oberhalb des Schambeins) und/oder Leistenschmerzen.

Direkte myofasciale Entspannung M. iliopsoas

ASTE: Patient in Rückenlage. Der Therapeut steht auf der kontralateralen Seite in Höhe des Beckens.

Ausführung: Der Therapeut palpiert mit der Daumenkuppe der distalen Hand auf den Muskel, knapp unterhalb der Spina iliaca anterior superior und etwas lateral der A. femoralis.

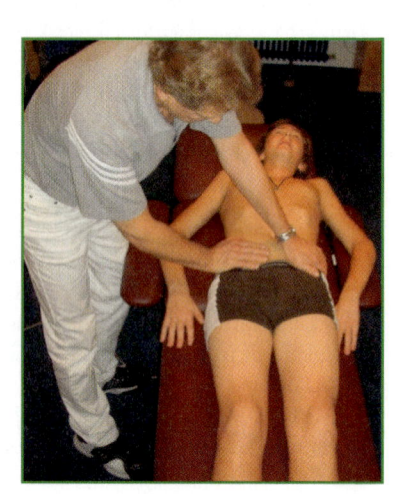

Abb. 6-56 Indirekte arthroligamentäre Entspannung des Iliosakralgelenks

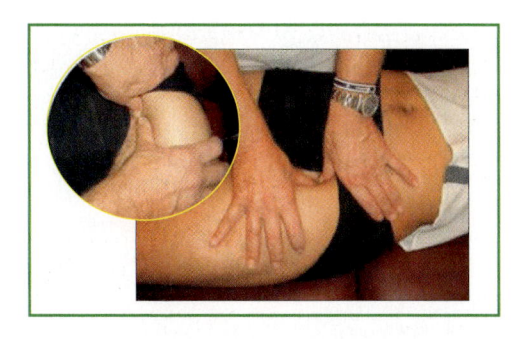

Abb. 6-57 Direkte myofasciale Entspannung des M. iliopsoas

Der Druck wird zunächst nach posterior verstärkt, um einen tiefen Kontakt zum Muskel herzustellen. Danach verstärkt man den Druck nach postero-lateral mit beiden Daumen, bis eine Entspannung eintritt (Abb. 6-57).

Direkte arthroligamentäre Entspannung des Sakrums bei Schmerzen im Sakroiliakalgelenk (SIG), der Lendenwirbelsäule (Lumbalgie), der Hüfte und/oder in den Beinen

ASTE: Patient in Rückenlage. Hüfte und Knie sind ca. 45° flektiert. Die Füße stehen flach auf der Behandlungsbank. Der Therapeut steht seitlich und etwas unterhalb (kaudal) des Beckens.

Ausführung: Der Therapeut fordert den Spieler auf, das Becken etwas anzuheben, damit man die Finger in die Iliosakralrillen platzieren kann. Die Daumenballen liegen in Höhe der pelvitrochantären Muskeln (M. gemellus inferior). Jetzt wird der Spieler aufgefordert, sein Becken wieder abzusenken. Der Therapeut zieht nun die Finger nach lateral und drückt die Daumenballen nach medial. Dadurch entsteht ein „Klaffen" im SIG/ISG und somit eine Dekompression des Sakrums. Diese Position wird so lange gehalten, bis eine Entspannung eintritt (Abb. 6-58).

Myofasciale Entspannung Beckenboden

Eine Dysfunktion des Beckens kann auch durch myofasciale Verspannungen aufrechterhalten werden. In Frage kommen hier vor allem die Muskeln des Beckenbodens (M. levator ani, resp. Diaphragma urogenitale und/oder Diaphragma pelvicum). Wie bereits in der Einleitung erwähnt, führt ihre Verspannung auch zu erheblichen „Abflussstörungen" aus den Beinen. Um zum einen die Dysfunktion der Beckengelenke nachhaltig zu beseitigen aber auch die Zirkulation der interstitiellen Flüssigkeit zu erhalten bzw. zu verbessern, ist eine direkte myofasciale Entspannung des Beckenbodens notwendig.

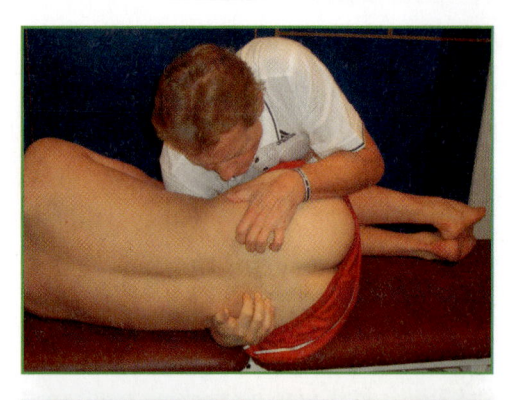

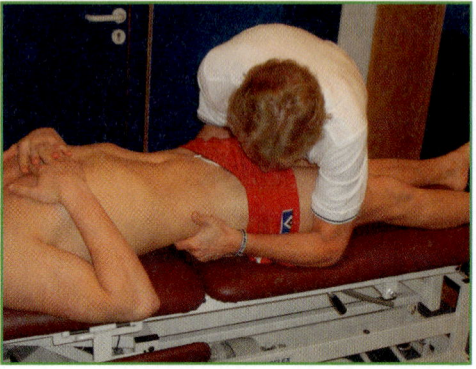

Abb. 6-58 Direkte arthroligamentäre Entspannung des SIG

ASTE: Patient in Rückenlage. Die Kniegelenke sind ca. 90° flektiert und zusammen. Die Füße sind ca. 30 cm auseinander. Der Therapeut sitzt auf der gegenüberliegenden Seite in Höhe des Beckens.
Ausführung: Der Therapeut palpiert den Beckenboden mit den Daumen, indem er den Daumen medial vom Tuber ischiadicum nach kranial und etwas nach lateral schiebt (entlang des Ramus ossis ischii). Spürt man einen festen Widerstand (Seitenvergleich) wird der tolerable Druck so lange gehalten, bis eine Entspannung eintritt (Abb. 6-59).

Direkte myofasciale Entspannung der präsakralen Faszie
Vor allem nach einem Tritt oder Schuss mit dem Ball in den Unterleib, verbunden mit einer Hodenschwellung sowie „Zerrung" der Leistenringe, ebenso bei Schmerzen im Becken, Sakrum und Lumbalgie.
ASTE: Patient in Rückenlage. Der Therapeut steht seitlich in Höhe des Beckens, dem Patienten zugewandt.

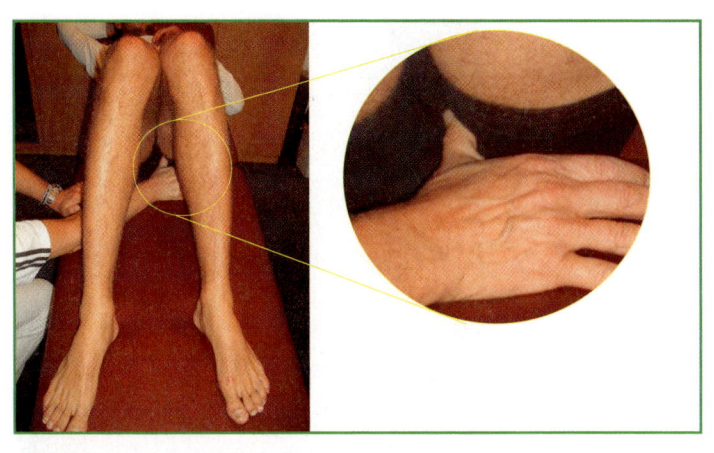

Abb. 6-59 Myofasciale Entspannung des Beckenbodens

Ausführung: Der Therapeut palpiert mit Daumen und Mittelfinger die Leistenringe (Lokalisation der inneren Leistenringe: ca. 5 cm oberhalb des Pubis und 5 cm lateral der Mittellinie). Daumen und Mittelfinger werden in U-Form gehalten und üben einen Druck nach posterior und leicht nach inferior aus, bis eine Entspannung eintritt.
Eine Dysfunktion der Becken – Hüftregion geht meist einher mit Schmerzen und/oder Funktionseinschränkungen in der Lendenwirbelsäule. Andererseits kann eine in Läsion stehende LWS nicht nur Rückenschmerzen bzw. Kreuzschmerzen (Lumbago) auslösen, sondern für erhebliche muskuläre Dysbalancen und Schmerzen in den Beinen verantwortlich sein. Dies wiederum würde auch zu einem erhöhten Verletzungsrisiko an der unteren Extremität führen. Arthroligamenäre und myofasciale Korrekturen sind deshalb nicht erst beim Auftreten von Schmerzen angebracht, sondern müssen beim Fußballspieler bereits in die Prävention mit integriert werden (Abb. 6-60).

Indirekte arthroligamentäre Entspannung, durch Traktion und/oder Kompression bei Lumbago, mit oder ohne Ausstrahlung ins Bein
ASTE: Patient in Rückenlage. Der Therapeut sitzt seitlich neben den Patienten in Höhe des Beckens. Ist der Therapeut Rechtshänder, sitzt er auf der rechten Seite des Patienten. Linkshänder sitzen links.
Ausführung: Der Patient wird nun aufgefordert, eine „Brücke" zu bauen (bei zu starken Schmerzen wird er aufgefordert, sich zur Seite zu rollen). Dabei legen wir die dominante Hand (beim Rechtshän-

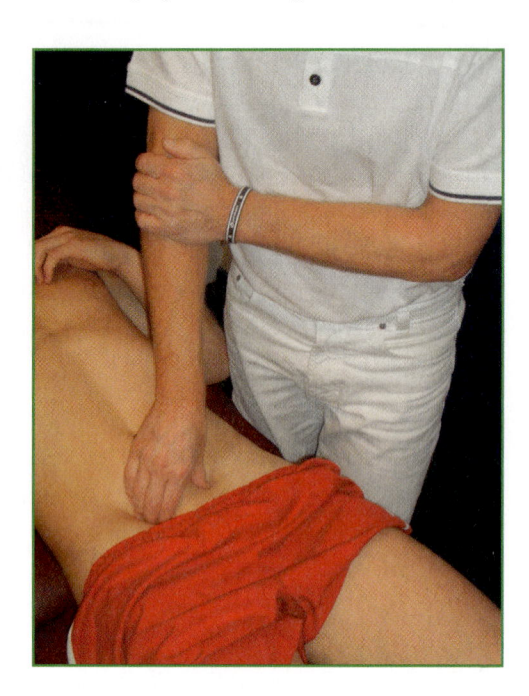

Abb. 6-60 Direkte myofasciale Entspannung der präsakralen Faszie

der die rechte Hand) unter das Sakrum. Die andere Hand nimmt mit Daumenballen (Thenar) und gestrecktem Zeigefinger Kontakt zu dem in Dysfunktion stehenden Wirbel auf (die Finger liegen transversal, sprich quer zur Wirbelsäule). Danach bittet man den Patienten, die „Brücke" wieder abzulassen oder sich wieder zurück auf den Rücken zu rollen. Jetzt sucht der Therapeut den Punkt der meisten Entspannung, indem er das Sakrum erst nach kranial oder nach kaudal bewegt. Der Spieler teilt ihm mit welche Position am angenehmsten ist (Gleichgewichtspunkt). Während das Sakrum in dieser Position gehalten wird, schiebt die proximale Hand den Wirbel nach antero-kranial – in Richtung der Augen des Patienten. Diese Position wird solange gehalten, bis eine Entspannung eintritt. Eine ungefährliche, aber sehr effektive Behandlung der LWS.

Wie bei nahezu allen arthroligamentären Dysfunktionen, spielen auch in der LWS die myofascialen Strukturen, z.B. M. erector spinae und M. latissimus dorsi, zur Aufrechterhaltung der Läsion eine wichtige Rolle. Darüber hinaus sorgen vor allem die Ligg. ilio-lumbale, die den 4. und 5. Lendenwirbel mit den Becken verbinden, bei Dysfunktion für erhebliche Beschwerden und Funktionseinschränkungen. Im Anschluss an die arthroligamentäre Entspannung ver-

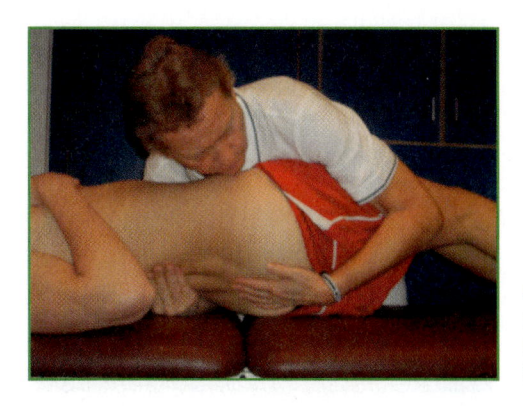

Abb. 6-61 Indirekte arthroligamentäre Entspannung bei Lumbago

vollständigen ligamentäre und myofasciale Entspannungstechniken die Behandlung (Abb. 6-61).

Direkte ligamentäre und myofasciale Entspannungstechniken
Lig. Iliolumbale, M. erector spinae, M. latissimus dorsi und Mm. obliquus abdominis internus und externus
ASTE: Für alle oben genannten Strukturen ist die Ausgangsstellung des Patienten die Seitlage, wobei die betroffene Seite oben liegt. Die Hüft- und Kniegelenke sind ca. 45° flektiert. Der Therapeut steht hinter dem Patient in Höhe der Brustwirbelsäule, dem Becken des Patienten zugewandt.
Ausführung: Der Therapeut palpiert mit der Daumenkuppe das Lig. Ilio-lumbale, medial und etwas superior der Spina iliaca posterior superior zwischen Ilium und den Wirbeln L4/L5. Jetzt wird Druck nach anterior ausgeübt, um Kontakt mit den Ligamenten aufzunehmen. Sind sie angespannt, bieten sie einen harten Widerstand. Zur Entspannung der Ligamente wird nun der Druck nach anterior und inferior verstärkt und solange gehalten, bis der Widerstand nachlässt. Dies führt automatisch zur Entspannung des M. erector spinae und zur Wiedererlangung der Mobilität des Sakrums und der LWS. Den M. latissimus dorsi, der bei Verspannung zu Schmerzen im posterolateralen Abschnitt der LWS führt und die Bewegungsexkursion der Schulter beeinträchtigen kann, palpieren wir mit den Daumen etwas nach lateral, entlang der Crista iliaca. Beim Auffinden der Spannungszone wird wieder ein mäßiger bis starker Druck in antero-medialer und inferiorer Richtung ausgeübt, bis die Entspannung eintritt.
Die Mm. obliquus abdominis internus und externus, (schräge Bauchmuskeln) führen bei Verspannung zu „Seitenstechen" und zur

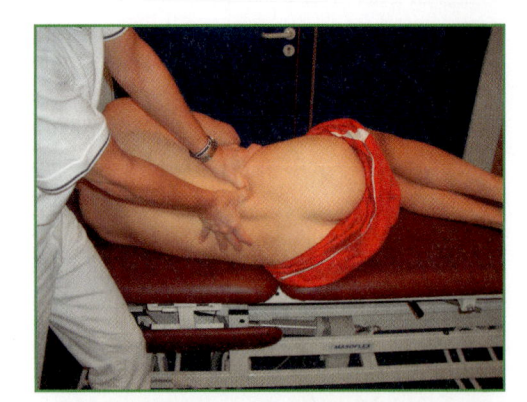

Abb. 6-62 Direkte ligamentäre Entspannung Ligg. Iliolumbale

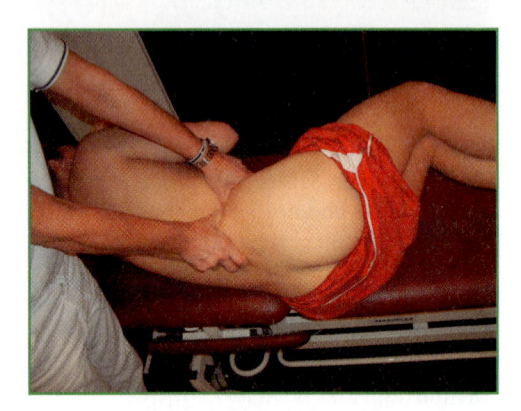

Abb. 6-63 Direkte myofasciale Entspannung der Bauchmuskulatur

Einschränkung der Beweglichkeit in der Brust- und Lendenwirbelsäule.
ASTE: Wie bei der oben beschriebenen direkten ligamentären Entspannung der Ligg. Ilio-lumbale.
Ausführung: Palpation der verspannten Bauchmuskeln zwischen der Crista iliaca und dem Unterrand (12. Rippe) des Thorax. Nach dem Auffinden der schmerzhaft verspannten Zone wird Druck nach medial und etwas nach inferior ausgeübt, bis eine Entspannung eintritt (Abb. 6-62 und 6-63).

Sekundärversorgung (subakute Phase)
Auch bei der Weiterbehandlung der verletzten Strukturen der Lenden-Becken-Hüft-Region gelten die gleichen Prinzipien und Vorgehensweisen, wie sie bereits in den vorhergehenden Abschnitten beschrieben und dargestellt wurden.

6.4.4 Muskulatur

Muskelzerrung

Um den hohen koordinativen Anforderungen im Fußball zu genügen, müssen die Gleitmechanismen zwischen Muskel und seinen umhüllenden Bindegeweben optimal funktionieren (der Muskel gleitet wie ein Kolben in einem Zylinder). Durch zu wenig Flüssigkeit (ungenügende Flüssigkeitsaufnahme vor dem Spiel/Training), ungenügendes Aufwärmen, Ermüdung vor allem gegen Ende des Spiels/Training können diese Gleitmechanismen erheblich gestört werden. Die Folge ist häufig eine Zerrung (der Muskel zerrt zu stark am Bindegewebe – „Kolbenfresser"). Der Spieler verspürt einen heftigen, eher **ziehenden Schmerz.**

Spray & Stretch

Hierbei wird der gezerrte Muskel soweit in Dehnung gebracht, bis der „ziehende Schmerz" wieder auftritt. Unter Beibehaltung dieser Stellung wird nun der Muskel mit Kühlspray (am besten mit Chlorethyl) oder mit einem Eiswürfel, für ca. 30 Sekunden besprüht bzw. bestrichen. Dies erfolgt immer nur in einer Richtung und nur im Schmerzverlauf!

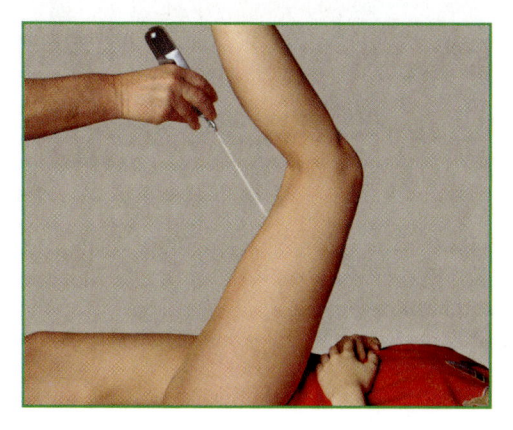

> ! Eine weitere Dehnung vermeiden!

Abb. 6-64 Spray & Stretch

Strain & Counterstrain (Zerrung und Zerrungsumkehr)

Wenn es sich z. B. um eine Verletzung an der Rückseite des Oberschenkels handelt, liegt der Spieler zur Behandlung auf dem Bauch. Nun wird das gesamte Muskel- und Muskelbindegewebe einander angenähert, indem man

- 1. den Oberkörper etwas aufrichtet (am besten passiv durch Unterlagern z. B. mit einer Sporttasche oder Unterarmstütz). Anschließend wird auf die schmerzende Stelle ein kräftiger jedoch tolerabler Druck ausgeübt, bevor
- 2. der Unterschenkel (Knie) dann passiv angebeugt wird, bis der Schmerz deutlich geringer wird. Diese Position wird ca. 60 Sekunden gehalten, bevor wieder, nach Möglichkeit völlig passiv, in die Ausgangsstellung zurückgekehrt wird.

Entsprechend den allgemeinen Prinzipen nach Verletzungen wird ein kombinierter **Salben-Tape-Verband** für die nächsten 24 Stunden angelegt.

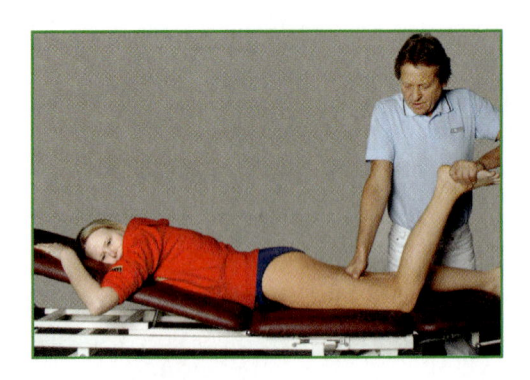

Abb. 6-65 Strain & Counterstrain

Bei Bedarf können die oben angeführten Maßnahmen wiederholt werden. Bewegungen im schmerzfreien Bereich runden die Therapie ab. Begleitende Maßnahmen wie Physiotherapie und medizinische Trainingstherapie vervollständigen die Wiederherstellung der Muskelfunktion.

Anlegen eines Salben-Entlastungstapeverbandes Zunächst wird die entsprechende betroffene Muskulatur in entlastetem Zustand gelagert und das Gebiet großflächig mit Salbe versorgt. Dann wird die verletzte Stelle großflächig mit einer Unterzugbinde von distal nach proximal umwickelt und mit Tape am distalen und proximalen Ende jeweils ein Anker gesetzt. Im Anschluss daran werden rund um die Läsionsstelle Entlastungszüge jeweils am distalen und proximalen Anker unter Zugspannung gesetzt. Abschließend werden diese nochmals mit einem distalen und proximalen Anker verschlossen.

Nun werden von distal her so genannte Kreuzungszüge angelegt. Unter Zugspannung (etwa 40–60 N) werden sie dabei jeweils von medial und von lateral diagonal mit dem jeweiligen Kreuzungspunkt in einer Linie mit der Läsionsstelle angebracht. Die Kreuzungszüge bleiben jeweils an der vorderen Schienbeinkante offen und sind nicht verschlossen! Die distalen Kreuzungszüge enden etwa 1–2 cm (je nach Läsionsgröße) vor der Läsionsstelle. Anschließend werden von proximal in derselben Vorgehensweise Kreuzungszüge ebenfalls bis etwa 1,5–2 cm vor der Läsionsstelle appliziert. Die eigentliche Verletzungsstelle bleibt somit von den Kreuzungszügen ausgespart. Dadurch entsteht eine deutliche Vorwölbung an der nunmehr durch die Kreuzungszüge angenäherten Muskelstelle.

Diese Vorwölbung wird dann noch mittels Verschalungsstreifen etwas fixiert und dadurch zurückgedrängt, ohne die erwünschte und durch die Kreuzungszüge erreichte Annäherung der muskulären Strukturen zu gefährden.

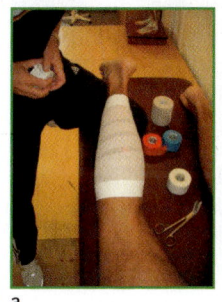

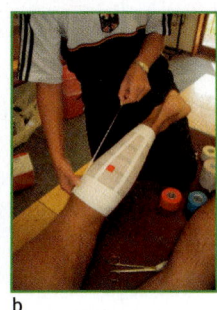

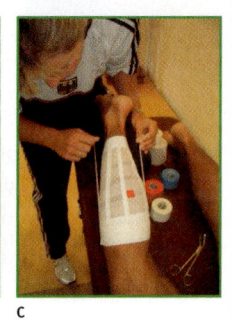

Abb. 6-66 Salben-Entlastungstapeverband
a) Unterzugbinde mit proximalem und distalem Anker
b) und c) Fixieren von Entlastungszügen unter Zugspannung

Fortsetzung

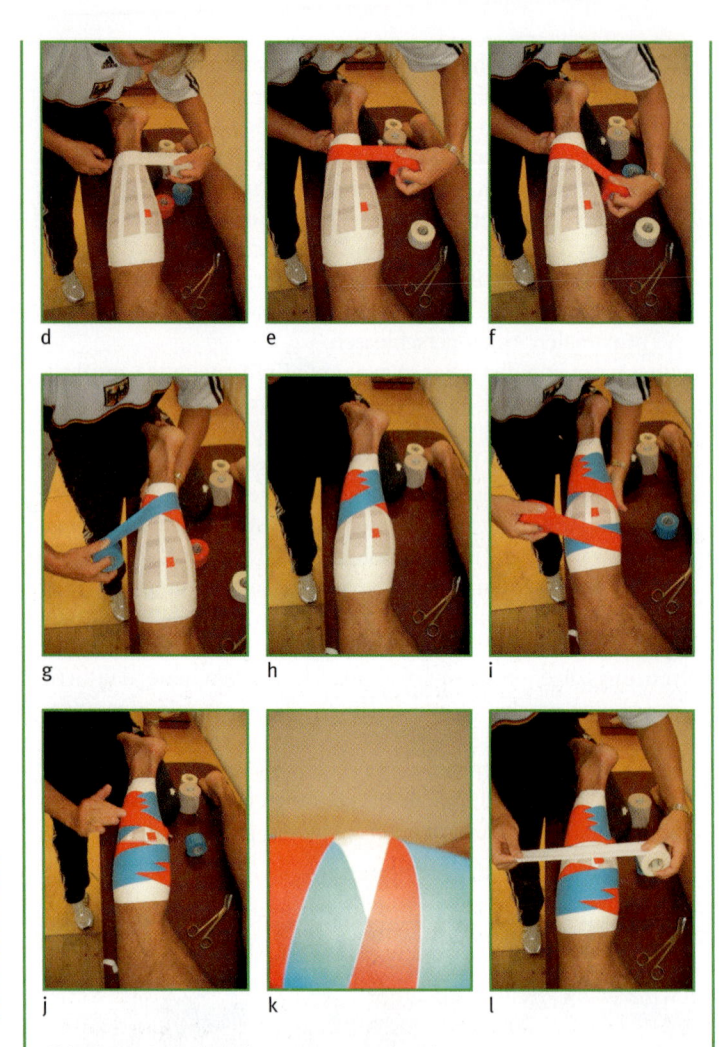

6 Sportphysiotherapeutische Versorgung von Verletzungen

Abb. 6-66 Salben-Entlastungstapeverband
d) Abschließendes Fixieren mit proximalem und distalem Anker
e) Anlegen distaler Kreuzzüge unter Zugspannung
f) Anlegen distaler Kreuzzüge von medial
g) Anlegen distaler Kreuzzüge von lateral
h) Fertig angelegte distale Kreuzzüge
i) Anlegen proximaler Kreuzzüge von lateral
j) Fertig angelegte proximale Kreuzzüge
k) Von den Kreuzzügen ausgesparte Läsionsstelle
l) Anlegen der Verschalung über Läsionsstelle

Fortsetzung

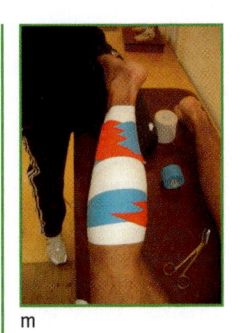

Abb. 6-66 Salben-Entlastungstapeverband
m) Fertig angelegter Salben-Entlastungstapeverband

Fortsetzung

Muskelfaserstrukturverletzung

Bei einer Muskelfaserstrukturverletzung beschreiben die Spieler eher einen **punktuellen** und heftig **„einschießenden" Schmerz**.
Die Sofortmaßnahmen wie **Kühlung** und **nasskalter Kompressionsverband** sind ausführlich in Kapitel 5 dargestellt.
Nach ca. 20 Minuten wird der Kompressionsverband abgenommen und die verletzte Struktur untersucht. Bei der Palpation des betreffenden Gebietes kann meist die Strukturunterbrechung und/oder die Einblutung („matschiges Gefühl") ertastet werden.
Danach sollte eine gründliche ärztliche Untersuchung erfolgen. Hat diese zum Ergebnis, dass die weitere Behandlungsstrategie konservativ sein sollte, muss je nach Ausmaß der Verletzung eine Ruhigstellung im kombinierten Salben-Entlastungstapeverband für die nächsten 24 bis 48 Stunden erfolgen.
Die verletzten Strukturen können nur in angenäherter Position heilen. Am dritten Tag sollte im Allgemeinen mit aktiven Bewegungen im schmerzfreien Bereich begonnen werden, um den Satellitenzellen die Immigration in das verletzte Gebiet zu ermöglichen (Satellitenzellen sind Zellen, die in der Muskulatur schlummern, um bei einer Verletzung als Heilungsfaktoren eine optimale Regeneration zu gewährleisten). Nur so ist gewährleistet, dass der Muskel optimal regeneriert und nicht durch bindegewebige Einlagerungen später funktionell gestört wird.
Um die notwendige Synthesetätigkeit (Neubildung von Myofibrin) zu gewährleisten und somit die Narbe bei gleichzeitigem Erhalt der Elastizität stabil zu gestalten, können in dieser Proliferationsphase auch Muskeldehnungen im nahezu schmerzfreien Bereich durchgeführt werden. Diese Dehnungen sind auch notwendig, um während der Proliferationsphase (5.–21. Tag) die Richtung der Wucherung vorzugeben. Um die weitere Stabilisierung der Narbe zu fördern, können diese Belastungen langsam sukzessive gesteigert werden.

Parallel dazu können ärztliche Interventionen in Form von Injektionsbehandlungen die Therapie optimieren. 7.Tag EMG Kontrolle und Übergang zu Vollbelastung. Laufbelastung mit unilateralen Standphasen.

Zwischen der 2. und 3. Woche kann eventuell während der Belastung ein Ziehen von Sportler im betroffenen Muskel wahrgenommen werden (nicht zu verwechseln mit stechenden Schmerz bei Verletzung). Dies kann als ein positives Zeichen gewertet werden, dass sich die Satellitenzellen in das verletzte Gebiet integriert haben, jedoch noch nicht ihre notwendige Elastizität besitzen. Folge: reduziertes Training für 24 Stunden, kein forciertes Dehnen oder Triggerband-Behandlungen. Sportartspezifische Belastungsstereotype können dann je nach Schmerzsituation und Empfingen erarbeitet werden.

Muskelkrämpfe

Neben den in Kapitel 5 aufgelisteten Ursachen kann auch eine Innervationsstörung zu einer fehlerhaften Spannung im Muskel führen. Der Grund hierfür ist die enge Kommunikation zwischen den Mechano-/Nozirezeptoren aus den Binnenstrukturen des Gelenks (Wirbelsäule/Wirbelgelenk oder Extremitätengelenk) mit den peripheren Nerven (Gamma-Schleife) und somit der Muskulatur. Beachte: der Muskel ist abhängig von den Informationen aus Gehirn, Wirbelsäule und Gelenken.

Wichtigste Maßnahmen sind Spray & Stretch sowie Strain & Counterstrain. Diese erfolgen wie oben unter „Muskelzerrung".

Darüber hinaus kann der betroffene Muskel beim Krampf auch gedehnt werden. Hierbei wird dem auf dem Rücken liegenden Spieler der Fuß in eine maximal mögliche Dorsalextension (Fußspitze nach oben Richtung Kopf) gedrückt, bis der Krampf nachlässt.

Gleichzeitig sollte der Spieler reichlich Wasser oder noch besser ein Elektrolytgetränk zu sich nehmen.

7 Vorbeugungs- und Präventionsmaßnahmen

Andreas Schlumberger

7.1 Einleitung

Verletzungen stellen im modernen Fußball, speziell im Profi-Fußball, nicht nur ein negatives Ereignis für den einzelnen Athleten mit nachhaltigen Auswirkungen auf den Karriereverlauf oder aber auch die aktuelle Leistungsfähigkeit eines zugehörigen Teams dar. Vielmehr werden auch enorme Anforderungen an das Kostenträgersystem gestellt (Berufsgenossenschaften, Krankenversicherungen, Vereine, Athlet). Dies betrifft sowohl die immensen Kosten für die Akutbehandlung als auch für die nachfolgende Rehabilitation. Zudem müssen im Hinblick auf Verletzungskonsequenzen auch die finanziellen Aufwendungen für die längerfristigen Folgen einer Verletzung in Betracht gezogen werden (z. B. die bei Fußballspielern vermehrt zu beobachtenden Spätschäden an den Knorpelflächen des Kniegelenks oder die vielfältigen Folgen eines frühzeitigen Karriereendes bei Fußballspielern). Eine der verantwortungsvollsten Aufgaben von Trainern und medizinischen Betreuerteams im Fußball ist daher die Minimierung von Verletzungsrisiken.

Die im Fußball am meisten von Verletzungen betroffene Körperregion ist die untere Extremität. Innerhalb dieser Körperregion dominieren wiederum Verletzungen des äußeren Kapsel-Band-Apparats im Sprunggelenk sowie der Kapsel-Band-Meniskus-Strukturen im Kniegelenk. Als eine der Hauptursachen von Knie- und Sprunggelenkverletzungen werden Defizite bei der muskulären Kontrolle der Beinachsenstabilität im Allgemeinen und von Knie- und Sprunggelenk im Speziellen identifiziert.

In jüngerer Vergangenheit publizierte wissenschaftliche Studien zeigen mittlerweile einen deutlichen Trend. Spezielle Trainingsprogramme mit Schwerpunkt auf der **Verbesserung der sensomotorischen Leistungsgrundlagen** sind demnach in der Lage, die Anzahl der Verletzungen des Knie- und Sprunggelenks deutlich zu reduzieren. In diesem Kapitel werden daher die Grundlagen und die praktischen Anwendungsmöglichkeiten eines aktiven Verletzungsprophylaxeprogramms für Fußballspieler erläutert.

7.2 Grundlagen

In gleichem Maße, wie ein Stabilisationstraining auf instabilen Standflächen (sog. „Propriozeptionstraining") in der Rehabilitation von Sprung- und Kniegelenksverletzungen zur Behebung muskulärer Defizite eingesetzt wird, kann ein derartiges Training auch für die aktive Verletzungsprophylaxe im Fußball genutzt werden.

Ein typisches Beispiel für eine solche Stabilisationsübung ist der **Sport- und Therapiekreisel** (s. Abb. 7-4). Die Aufgabe des Athleten besteht darin, die instabilitätsbedingten Auslenkungen der Standfläche zu kontrollieren bzw. zu verhindern. Die Realisierung beinhaltet aus gesamtkörperlicher Sicht eine Schulung von Gleichgewicht und Haltung und aus Sicht der Beinachse schwerpunktmäßig eine Stabilisierung von Knie-, Sprunggelenk und Hüfte/Becken.

Beim Stabilisationstraining auf einer instabilen Standfläche besteht das Ziel zunächst im Erreichen einer gesamtkörperlichen Gleichgewichtssituation bei adäquater Haltungsregulation (aufrechter, leicht nach vorn gebeugter Oberkörper bei hängenden Armen sowie neutraler Beckenposition). Zur Sicherung einer ausreichenden muskulären Grundaktivität der Beinmuskeln wird der Einbeinstand dabei in leicht gebeugter Kniegelenkstellung (ca. 5–10°) ausgeführt. Nach Erreichen der Grundposition muss in der Folge auf die korrekte Beinachsenausrichtung geachtet werden (z.B. Verhindern des Wegknickens des Kniegelenks nach innen). Die Aufrechterhaltung der Beinachsenstabilität stellt bei dieser Form des Koordinationstrainings die ungleich schwierigere Aufgabe dar. Dies hat zur Folge, dass der muskulären Kontrolle von Knie- und Sprunggelenksstabilität beim Stabilisationstraining auf instabilen Standflächen eine besondere Akzentuierung bekommt

7.3 Effekte des Stabilisationstrainings

Aus physiologischer Sicht lernt der Athlet beim Stabilisationstraining auf instabilen Standflächen, die Steuerung der Muskulatur rund um Knie- und Sprunggelenk zu verbessern. Das Training spricht insbesondere die **Gelenk- und Muskelrezeptoren** an (dies sind spezialisierte Helfer, die dem Rückenmark und dem Gehirn die aktuelle Gelenkbewegung, Gelenkstellung und Änderung der Gelenkposition melden). Wiederholtes, längerfristiges Stabilisationstraining auf instabilen Standflächen führt zu einer schnelleren Reaktion der Muskulatur bei Umknickvorgängen und erhöht zudem die Schnelligkeit der Kraftentfaltung der Beinmuskulatur. Instabilitätssituationen für Knie- und Sprunggelenk können damit besser kontrolliert werden.

Diese Ausführungen zeigen, dass ein Stabilisationstraining einen wichtigen Beitrag zum Überstehen einer kritischen Situation (z. B. Umknicken im Fußgelenk nach außen) leisten kann, d. h., dass die kritische Situation durch eine optimale muskuläre Kontrolle vermieden bzw. im Ausmaß der Auswirkung deutlich reduziert wird. Beispielsweise kann eine optimale muskuläre Aktivität die Geschwindigkeit des Umknickvorgangs in einem Ausmaß reduzieren, dass die Bänder den rissgefährdeten Bereich gar nicht erreichen oder dass zusätzliche körpereigene Reflexmechanismen den Umknickvorgang wirksam aufhalten können. Das gleiche Gedankenmodell steht auch hinter der Anwendung von **Orthesen** und **Tapes.**

Es ist in diesem Zusammenhang darauf hinzuweisen, dass ein Stabilisationstraining nicht nur die Muskelfunktion unter **statischen** Bedingungen fördern sollte. Vielmehr besteht das Hauptziel der aktiven Verletzungsprophylaxe beim Fußballer darin, die Instabilitätsreize auch unter **dynamischen** Bedingungen zu trainieren. Dies bedeutet im Speziellen eine **Förderung der exzentrischen Bewegungskontrolle,** d. h. ein kontrolliertes Landen aus einem Sprung auf einer instabilen Unterlage. Solche Trainingsmaßnahmen verbessern die Landemechanik und tragen damit zu einer reduzierten Gelenkbelastung und damit Verletzungsgefahr bei.

Im Hinblick auf den verletzungsvorbeugenden Wert des Stabilisationstrainings scheinen vorwiegend verletzungsträchtige Situationen beeinflussbar, bei denen die Verletzungsgefahr ohne Fremdeinwirkung zustande kommt (z. B. Landung auf dem Fußaußenrand mit folgendem Umknickvorgang). Zudem sollte ein Stabilisationstraining den Fußballspieler auch in die Lage versetzen, verletzungsträchtige Situationen zu überstehen, bei denen eine äußere Reizüberflutung eine bewusste Gelenkkontrolle unmöglich macht (z. B. Dribbling im Fußball, bei dem neben dem Ball Gegen- und Mitspieler im Auge behalten werden müssen).

Die Bedeutung eines Stabilisationstrainings als aktive verletzungsprophylaktische Maßnahme für Fußballer muss zudem vor dem Hintergrund betrachtet werden, dass die meisten Athleten im Hochleistungsalter bereits durch frühere Verletzungen in der funktionellen Gelenkstabilität beeinträchtigt sind. Vorangehende bzw. nicht komplett rehabilitierte Verletzungen stellen aber wiederum einen bedeutenden Risikofaktor für die Entstehung weiterer Verletzung dar. Das Stabilisationstraining eignet sich damit auch zur Vermeidung der Entstehung dauerhafter Gelenkinstabilitäten, indem das Entstehen muskulärer Defizite verhindert wird.

7.4 Statisches Stabilisationstraining

Im Folgenden sollen leicht und kostengünstig durchzuführende Trainingsmöglichkeiten zur Verbesserung der muskulären Kontrolle der Gelenke der unteren Extremität bzw. der gesamten Beinachse vorgestellt werden. Alle Vorrichtungen weisen die Gemeinsamkeit auf, dass durch unterschiedliche technische Lösungen ein bestimmter Grad an Instabilität der jeweiligen Stehfläche erzeugt wird.

7.4.1 Kippbrett

Kippbretter sind einfache Plattformen auf halbrunden Holzstreifen, mit denen vor allem die Stabilität des Sprunggelenks gezielt trainiert werden kann. In Abbildung 7-1 ist ein Beispiel dargestellt, bei dem durch die Ausrichtung des Holzstreifens Auslenkungen in Pronations-/Supinationsrichtung (Absenkung des Fußinnen- bzw. Fußaußenrands) möglich sind. Entsprechend eignet sich diese Vorrichtung zur Schulung der Stabilität des Sprunggelenks. In der Praxis kann man die Erfahrung machen, dass die Schwierigkeit bei dieser Aufgabe zumeist in der Verhinderung des Wegknickens nach außen (**Supination**) besteht.

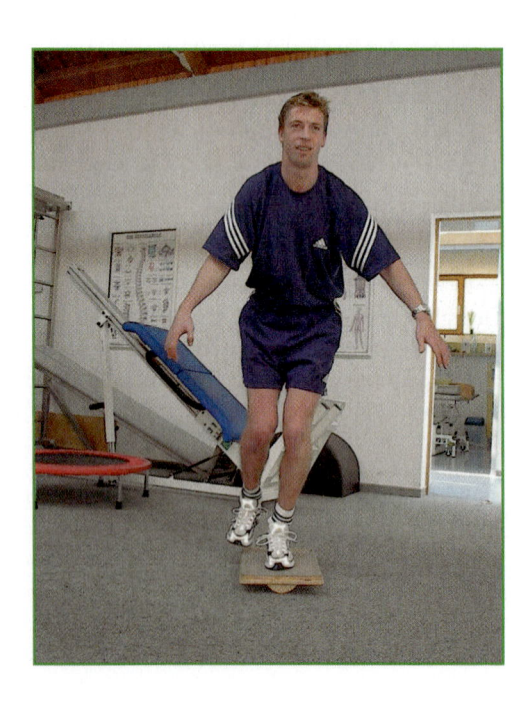

Abb. 7-1 Kippbrett

7.4.2 Balance-Pad

Das Balance-Pad ist eine weiche Kunststoffmatte, die sich zur Schulung der Sprunggelenks- und Kniegelenksstabilität eignet. Das Balance-Pad erlaubt einfache Auslenkungen in **allen drei Ebenen.** Der weiche Untergrund und das dabei auftretende punktuelle Einsinken erlaubt zudem ein **Training der Fußmuskulatur.** Dieser Aspekt hat insofern eine nicht zu vernachlässigende Bedeutung, da damit die muskuläre Sicherung von Längs- und Quergewölbe des Fußes erfolgen kann, was eine wichtige Vorbedingung für eine adäquate Statik der Beinachse aber auch der Becken-Lenden-Region ist. Alternativ zum Balance-Pad lässt sich auch eine einfache Weichbodenmatte verwenden.

7.4.3 Mini-Trampolin

Das Mini-Trampolin mit seiner weichen Stehfläche ermöglicht ebenfalls **dreidimensionale Auslenkungsmöglichkeiten** (Abb. 7-3). Der Schwierigkeitsgrad beim Mini-Trampolin ist gegenüber dem Kippbrett und dem Balance-Pad gesteigert. Das Erreichen eines stabilen Standes fordert gleichermaßen die sprunggelenk- und knie-

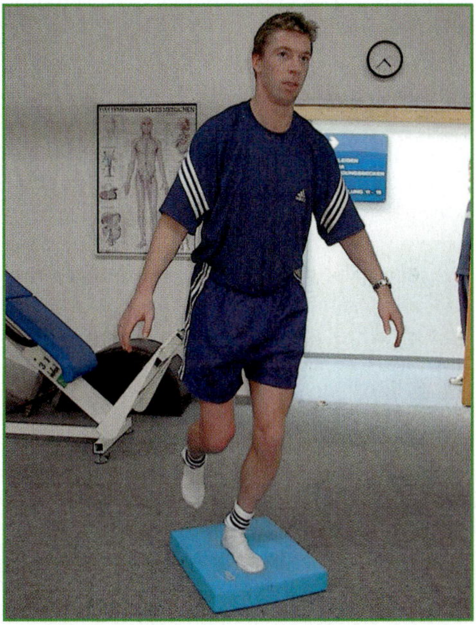

Abb. 7-2
Balance-Pad

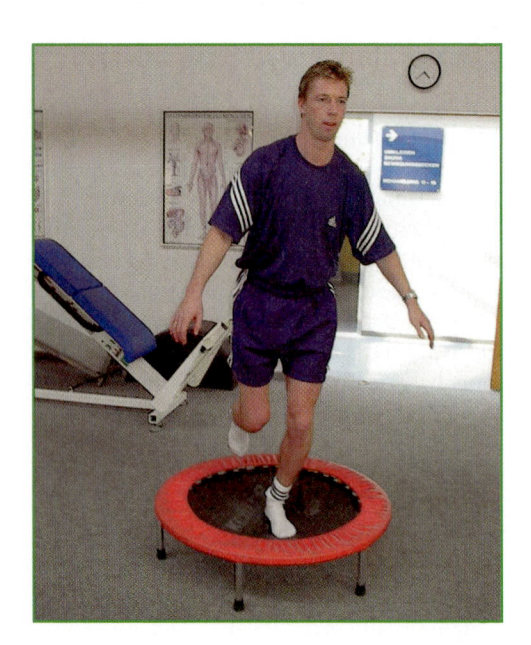

Abb. 7-3
Mini-Trampolin

gelenkumfassende Muskulatur. Die weiche Stehfläche und das dabei auftretende punktuelle Einsinken des Fußes erlaubt wiederum eine spezielle **Aktivierung der Fußmuskeln.**

7.4.4 Sport- und Therapiekreisel

Eine Instabilitätsplattform mit, gegenüber dem Mini-Trampolin, weiter gesteigertem Schwierigkeitsgrad ist der Therapiekreisel (Abb. 7-4). Der erhöhte Schwierigkeitsgrad ergibt sich dabei aus der Höhe der unter der Standfläche angebrachten Halbkugel. Der Therapiekreisel ermöglicht somit ebenfalls **dreidimensionale Auslenkungen.** Entsprechend wird wiederum vor allem die sprunggelenk- und kniegelenkumfassende Muskulatur spezifischen Reizen ausgesetzt.

7.5 Dynamisches Stabilisationstraining

Zur Schulung der dynamischen Gelenkkontrolle eignet sich vor allem das **Mini-Trampolin.** Dabei sollte versucht werden, mit kurzem Anlauf auf das Mini-Trampolin zu springen. Geübt werden sollten sowohl ein- als auch beidbeinige Landungen mit dem Ziel, die gesamte Beinachse so schnell wie möglich zu kontrollieren. Die Lan-

7.5 Dynamisches Stabilisationstraining

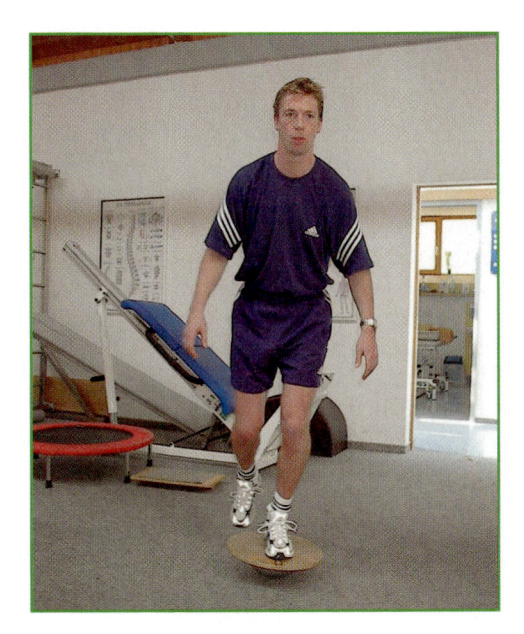

Abb. 7-4 Sport- und Therapiekreisel

dung erfolgt dabei in leicht gebeugter Kniegelenkstellung (10–20° Kniebeugung). Ein solches dynamisches Landetraining reduziert dauerhaft nicht nur die Gelenkbelastung, sondern auch das Auftreten von Umknickvorgängen.

Auf allen vorgestellten Trainingsapparaturen sollte sowohl barfuß als auch mit Schuhen trainiert werden, da damit der Schwierigkeitsgrad variiert werden kann, sportartspezifische Bedingungen simulierbar sind und zudem unterschiedliche Rezeptorschwerpunkte gesetzt werden können (z. B. Einbezug der Mechanorezeptoren der Haut beim Barfuß-Training).

Für ein längerfristig effizientes Stabilisationstraining ist die Steigerung des Schwierigkeitsgrades in dem Maße erforderlich, wie ein Athlet Fortschritte macht. Steigerungen werden durch die Hinzunahme schwierigerer Trainingsvorrichtungen (Schwierigkeitsabstufungen siehe oben) erreicht (z. B. Trainingsbeginn mit Kippbrett, später Wechsel auf das Mini-Trampolin).

Aus methodischer Sicht ist des Weiteren von Bedeutung, von der bewussten Wahrnehmung der Beinachsenstabilisierung zur unbewussten voranzuschreiten. Die damit beabsichtigte Automatisierung des sicheren Standes auf einer instabilen Unterlage kann durch vielschichtige **Aufmerksamkeitsumlenkungen** erfolgen. Eine Aufmerksamkeitsumlenkung bei Fußballspielern kann durch das Zuwerfen eines Fußballs mit darauf folgendem Rückpass seitens des Athleten erfolgen.

Eine weitere Variationsmöglichkeit mit dem Ziel einer umfassenderen neuromuskulären Trainingswirkung kann durch das **zusätzliche Auslenken der Beinachse** erzeugt werden. Dabei stört ein Trainer oder Therapeut mit Hilfe eines Gummibandes manuell mit kurzen schnellen Zügen (Abb. 7-5) den stabilen Stand. Wichtig ist dabei, dass der Athlet nach vorne schaut, und die Auslenkungen damit für ihn nicht vorhersehbar kommen. Für den Athleten unvorhersehbare Auslenkungen stellen eine weitere Möglichkeit dar, den Schwierigkeitsgrad im Trainingsprozess zu steigern.

Im Hinblick auf die Fehlerkorrektur ist vor allem auf das Einhalten der Beinachsenstabilität zu achten. Immer wieder korrigiert werden muss schwerpunktmäßig das leichte Wegknicken des Kniegelenks nach innen und des Sprunggelenks nach außen (leichte Supinationsbewegung). Während das Wegknicken nach innen nur durch die wiederholte Aufmerksamkeitslenkung des Athleten auf dieses Problem beeinflusst werden kann, kann ein nicht gewolltes Knicken nach außen durch die indirekte Maßnahme eines verstärkten Drucks der Großzehe auf die Unterlage vermieden werden.

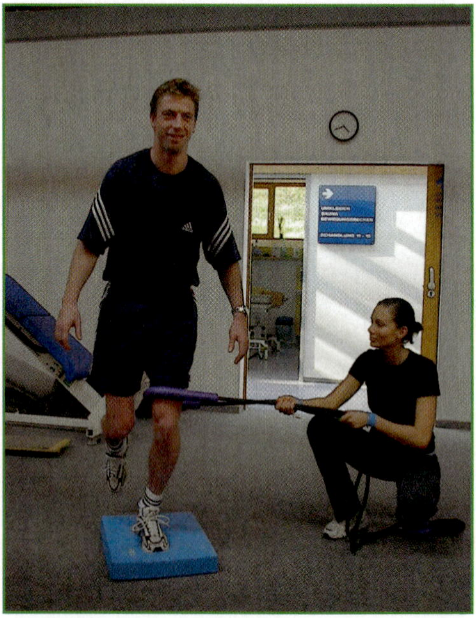

Abb. 7-5 Balance-Pad mit Auslenkung

7.6 Belastungsgestaltung beim Stabilisationstraining

Der Zeitaufwand für das hier vorgestellte Stabilisationstraining kann sich nach wissenschaftlichen Erkenntnissen in Grenzen halten. Bereits 10 Minuten Koordinationstraining an drei Tagen in der Woche sorgen für ausgeprägte Verbesserungen der Stabilität der Beinachse (dabei empfiehlt es sich, jeweils 30 Sekunden pro Bein zu belasten und dies 8- bis 10-mal zu wiederholen). Dies kann für die Trainingspraxis z. B. bedeuten, dass das Stabilisationstraining **zu Beginn einer Trainingseinheit** zwischen Aufwärmen und spezifischen Trainingsinhalten integriert wird, ohne dass dadurch die Trainingseinheiten wesentlich verlängert werden. Ein Stabilisationstraining zu Beginn einer Trainingseinheit verspricht zudem den Vorteil, dass durch die Rezeptorenaktivierung wichtige verletzungsvorbeugende Muskelschutzmechanismen für die direkt folgende Trainingseinheit in Gang gebracht werden.

Bereits nach vier bis sechs Wochen bei dreimaligem Stabilisationstraining pro Woche sind die ersten nennenswerten Effekte zu erwarten. Diese lassen sich in der Folge durch einen deutlich geringeren Zeitaufwand erhalten (z. B. einmaliges Stabilisationstraining pro Woche). Für Fußballmannschaften bedeutet dies, dass z. B. ein Schwerpunkt auf das Stabilisationstraining nur in der Vorbereitungsphase gelegt werden muss. Während der Wettkampfzeit können die Effekte dann mit einem einmaligen Training pro Woche erhalten werden.

Das in diesem Beitrag vorgestellte Stabilisationstraining ist als ein **Teil des Koordinationstrainings** zu verstehen. Es ist daher auch als Vervollkommnung der koordinativen Trainingsreize für eine Sportart wie Fußball mit höherem Risiko für Sprung- und Kniegelenkverletzungen aufzufassen. In gleichem Maße, wie im Rahmen des Koordinationstrainings komplexe Bewegungsabläufe (z. B. Bewegung beim Sprint) durch das Training einzelner Aspekte der Gesamtbewegung (z. B. Fußgelenksarbeit innerhalb des Lauf-ABCs) positiv beeinflusst werden sollen, greift ein Stabilisationstraining auf instabilen Unterlagen zusätzliche Teilaspekte sportartspezifischer Zielsituationen auf.

Als Teil des Koordinationstrainings sollte das vorgestellte Stabilisationstraining im Wesentlichen unter **ermüdungsfreien Bedingungen** durchgeführt werden. Demnach sollte dieses Training in den ersten Phasen einer Trainingseinheit platziert werden.

Da das hier vorgestellte Stabilisationstraining als Teil des koordinativen Trainings betrachtet werden kann, sollte sich die grundlegende trainingsmethodische Vorgehensweise auch an den Vorgaben für das Koordinationstraining orientieren. Neben der Berücksichtigung der progressiven Belastungssteigerung (individuell orientierte Steigerung des Schwierigkeitsgrades durch Hinzunahme neuer Trainingsvorrichtungen, s. o.) scheint vor allem der variable Einsatz der verschiedenen instabilen Standflächen von Bedeutung zu sein.

8 Optimierte Ausrüstung

HELMUT HOFFMANN

Fußball hat sich im Laufe seiner Geschichte als weltweit populärste Sportart mit mittlerweile über 220 Millionen Spielern (ca. 40 Millionen Frauen weltweit!) etabliert. Der Erfolg des Spiels liegt sicherlich in der Einfachheit des Spielgedankens sowie im geringen Bedarf an Ausrüstung zur Durchführung des Spiels. Ein Ball, mindestens ein Tor sowie eine geeignete Spielfläche, und schon kann Fußball gespielt werden. Der hohe Aufforderungscharakter und der Wettkampfgedanke sprechen (und fördern) natürliche menschliche Charakterzüge an und bedingen die weltweite Popularität. Dabei reicht das Spektrum von in den Favelas Brasiliens mit stoffgefüllten und selbstgefertigten Fußbällen von den Kindern in Eigenorganisation durchgeführten Spielen bis hin zum Endspiel einer Fußball-Weltmeisterschaft unter Beachtung eines Milliardenpublikums als Weltschauspiel. Dennoch sind für alle die Regeln einfach, konstant und gleich.

Dasselbe Variationsspektrum zeigt sich bei der Ausrüstung. Von barfuß spielenden afrikanischen Kinder bis hin zur High-Tech-Schlacht unter Millionenaufwand neu entwickelter Schuhe und Bälle (vor allen Dingen im Vorfeld internationaler fußballerischer Großereignisse wie Europa- und Weltmeisterschaften) spielen alle das gleiche Spiel: Fußball.

Bei der Betrachtung der Möglichkeiten moderner Ausrüstung kann dabei – je nach Zielsetzung – unterschieden werden:
- Ausrüstung zum Schutz vor Verletzungen
- Ausrüstung zur Optimierung der Leistungsfähigkeit.

Die internationalen Fußballregeln legen dabei lediglich das Ausmaß und die Größe des Spielfeldes sowie die Größe, Masse und Luftdruck des Balls fest. Alle anderen Ausrüstungsgegenstände sind in den Regeln nicht definiert.

8.1 Schutzausrüstungen

Schienbeinschützer stellen im Fußball die einzige, vom FIFA-Regelwerk bei Pflichtspielen vorgeschriebene, Schutzkleidung dar. Dadurch sollen vor allen Dingen Tibiafrakturen (und hier besonders im Kinder- und Jugendbereich aufgrund des „frakturanfälligeren" noch nicht voll ausgereiften passiven Bewegungsapparates), die durch eine direkte Krafteinwirkung vom Gegner (meist Tritt von vorn im Verlauf eines Zweikampfes) hervorgerufen werden, verhindern. Die mechanische Energie wird dabei auf eine größere Angriffsfläche verteilt und verhindert die Überschreitung der Belastungstoleranz der Tibia. Zusätzlich führen Schienbeinschützer aufgrund ihres Materials und ihrer Formgebung dazu, dass bei eventuellem Stollenkontakt an den Weichteilen des Unterschenkels die Stollen abgeleitet werden und es in der Folge nicht zu Reiß- und Stoßverletzungen der Haut und den darunter liegenden Weichteilen kommt.

> ! Alle Betreuer und Trainer sollten das Tragen der Schienbeinschützer – neben dem durch die Regel vorgeschriebenen Tragen beim Wettspiel – auch beim Training kontrollieren. Besonders im Kindes- und Jugendalter mit großen Wachstumsschüben können die Schienbeinschützer ihre optimale Wirkung nur entfalten, wenn diese sowohl die richtige Länge (wenn möglich über die gesamte Schienbeinlänge) als auch die richtige Weite zum Schutz vor seitlichen Gegnerkontakten aufweisen. Hier sind die Vereine bzw. Betreuer gefragt, die Kosten für die jeweiligen Schienbeinschützer zu minimieren und kreative Lösungen (z. B. Tauschbörsen innerhalb eines Vereins) zu realisieren.

Torwarthandschuhe sollen aufgrund der besonderen Verletzungsgefahr von Torhütern vor Distorsionen, Prellungen und Schürfwunden schützen. Torhüter sollten aus diesen Gründen sowohl während des Trainings als auch während des Spiels immer Torwarthandschuhe tragen. Da die Innenseite der Handschuhe durch das speziell verarbeitete Material neben der Reduktion des Ballaufpralls auch die Fangsicherheit durch verbesserten „Grip" erhöhen und dadurch die Leistungsfähigkeit der Torhüter positiv beeinflussen, ist die Akzeptanz ausreichend groß. Dies macht ein Überprüfen bzw. Überzeugungsarbeit zum Tragen von Torwarthandschuhen in der Regel unnötig.

Schoner in Form von Schaumstoffeinlagen zum Schutz von Prellungen, Schürf- und Schnittverletzungen sowie zur Reduktion mechanischer Aufprallkräfte beim Fallen auf den Boden werden nur in **Torwartbekleidungen** integriert. Im Bereich der Schulter, der Hüfte sowie der Ellenbogen sind diese Schoner ebenso akzeptiert und reduzieren die mechanischen Belastungen besonders im Bereich der Hüfte und Ellenbogen bei entsprechenden Landungen bei Torwartparaden. Kniegelenksschoner werden oft im ambitionierten Amateur- sowie im Profibereich von den Torhütern nicht getragen, um durch das notwendige erhöhte Gewicht (besonders bei Regenwetter und der Gefahr von nassen langen Hosen) sowie die eingeschränkte Bewegungsfreiheit die notwendige Sprungkraft nicht zu verlieren und/oder einzuschränken.

> Im Kinder- und Jugendalter sollten Torhüter auch im Training dazu angehalten werden, lange Torwarthosen mit entsprechenden Schonern im Knie- und Hüftbereich zu tragen. Noch nicht voll beherrschtes Abrollverhalten bei den jeweiligen Torwarttechniken könnten eventuell durch ungünstige „Landungen" zu mechanischen Überlastungen und Verletzungen des passiven Bewegungsapparates des noch nicht voll ausgereiften Skeletts führen.

Weiterhin sind bei den männlichen Fußballern **Genitalschützer** anzuraten. Die Verletzungsgefahr durch Ballschüsse und/oder unbeabsichtigten Gegnereinwirkungen kann dadurch deutlich herabgesetzt werden. Weiche Genitalschützer können dabei unter den kurzen Sporthosen getragen werden. Aufgrund ihrer speziellen Techniken und Aufgabenstellung im Fußball sind auch hierbei Torhüter in besonderem Maße betroffen und gefährdet. Aus diesem Grund empfiehlt die FIFA bei Torhütern auch das Tragen von harten Genitalschützern (FIFA F-MARC, 2005).

Zahnschützer sind in vielen Sportarten (klassische Kampfsportarten wie etwa Boxen genauso wie Mannschaftssportarten mit vielen Gegnerkontakten wie Eishockey, Rugby, American Football, mittlerweile auch Basketball etc.) fester Bestandteil der Ausrüstung. Deren präventiver Effekt und Schutz vor Zahnverletzungen ist ausreichend nachgewiesen und akzeptiert. Obwohl Zahn- und/oder Gesichtsverletzungen beim Fußball eher selten sind, sollten zumindest von besonders gefährdeten Spielern (etwa Torhüter) und/oder bei Spielern mit erhöhtem Verletzungsrisiko für die Zähne (Spieler mit vorhandenem Zahnersatz) getragen werden. Hierbei sind selbstverständlich vom Zahnarzt individuell angefertigte Zahnschützer, die allerdings auch viel kostspieliger sind, selbst angepassten und im Handel frei erhältlichen Zahnschützern vorzuziehen.

> **!** Besonders im Kindes- und Jugendalter muss bei temporärem Tragen von Korrekturspangen und/oder beim Tragen von Zahnbrücken überlegt werden, einen Zahnschutz zur Vermeidung von Schnittverletzungen im Verlauf von Training und Spiel regelmäßig zu tragen. Hierzu sollte der betreuende Zahnarzt zu Rate gezogen werden.

Tapeverbände werden im Fußball oft zur Vermeidung von Gelenkdistorsionen präventiv bzw. prophylaktisch angelegt. Hierbei wurde und wird eine angeregte Diskussion darüber geführt, ob solche präventiv angelegten Tapeverbände vor Gelenkverletzungen schützen oder nicht. Während einerseits eine erhöhte Gelenkstabilität durch die Unterstützung der ligamentären Gelenkstabilisation bei Erhalt der Gelenkbeweglichkeit durch den Tape als anerkannt gilt, wird andererseits bei regelmäßigem Anlegen eines Tapes eine Reduktion der muskulären Stabilisationsfaktoren aufgrund der durch den Tape gesetzten taktilen Reize vermutet. In einer prospektiven und randomisierten Studie konnten SURVE et al. (1994) hierzu wichtige Informationen beitragen. Aufgrund der Ergebnisse (auch anderer Autoren und Erfahrungen anderer Sportarten wie etwa Basketball) können nachfolgende **Empfehlungen** für das Anlegen von Sprunggelenkstapes gegeben werden:

- Das Anlegen von Tapeverbänden ohne Vorverletzung der Sprunggelenke reduziert die Verletzungswahrscheinlichkeit nicht signifikant.
- Bei Vorschäden und Vorverletzungen reduziert sich die Verletzungswahrscheinlichkeit (von 1,16 Verletzungen pro 1000 ohne Tapes/Orthesen auf 0,46 Verletzungen pro 1000 Spielstunden mit Tapes/Orthesen) signifikant. Demzufolge sollten bei entsprechenden Vorverletzungen Tapes oder Orthesen getragen werden.
- Neuere Studien zeigen, dass entsprechende Präventions-Trainingsprogramme (Propriorezeptionstraining) eine gleiche Wirkung wie Tapes/Orthesen bei entsprechender Vorverletzung bewirken können.

Die Wirkung von **Knie-Orthesen** gilt jedoch aktuell bei weitem nicht so gesichert und wird dementsprechend kontrovers diskutiert. Im Fußball sind Knie-Orthesen bei Spielen aufgrund deren Aufbau und Eigenschaften (Stabilisationseffekte eher für die Kollateralbänder als für die Kreuzbänder) und der Einschränkung in der Bewegungsfreiheit (besonders von dynamischen Varus-/Valgus-Positionen zu Brems- und/oder Beschleunigungsbewegungen der jeweiligen Beinachse) aktuell nicht gebräuchlich und würden von den Schiedsrichtern eventuell auch aufgrund der Verletzungsgefahr für Mitspieler (Gefahr des „Hängenbleibens") im Spielbetrieb nicht toleriert. Ein abschließendes Urteil kann bei aktueller Datenlage jedoch noch nicht formuliert werden.

8.2 Ausrüstungsaspekte zur Leistungsoptimierung

Bei der Optimierung der Leistungsfähigkeit kann von Ausrüstungsseite her lediglich an der Qualität des Balls sowie der Fußballschuhe gearbeitet werden.

8.2.1 Spielball

Wie bereits in Kapitel 1.3.1 dargestellt, beeinflusst der Balldruck die Ballmechanik wesentlich. Neben der Einhaltung der in Regel 2 festgelegten Variationsbereiche von Größe, Masse und Balldruck sind Verbesserungen des Spielmaterials in der Konstanz auch bei ungünstigen Witterungsbedingungen erreicht worden. Während Bälle alter Produktions- und Machart (Leder mit nach außen hin sichtbaren Nähten) bei entsprechender Feuchtigkeitseinwirkung durch Wasser leicht ihr Gewicht im Verlauf eines Trainings oder Spiels verdoppelten und damit auch entsprechend höhere mechanische Kräfte bei den jeweiligen Ballkontakten der Spieler provozierten, sind moderne Bälle deutlich konstanter. Des Weiteren bleiben aufgrund der Verbindungstechniken der einzelnen Ballteile ohne nach außen sichtbare Nähte deutlich weniger Sand-/Graspartikel am Ball haften, die sich dann bei entsprechendem Ballkontakt (z. B. beim Kopfstoß) aufgrund der Massenträgheit eventuell lösen und Augenverletzungen hervorrufen können.

8.2.2 Fußballschuhe

Den größten Veränderungsprozessen waren in den letzten Jahren sicherlich die Fußballschuhe unterworfen. In dem Bestreben, den Forderungen der Spieler nach größtmöglicher Haftung der Schuhe am Untergrund zur optimalen Beschleunigung nachzukommen, wurden die Anzahl der Stollen sowie die Form und die Platzierung an der Sohle erheblich verändert und modifiziert. Dieser Entwicklung und Forderung der Spieler einerseits steht andererseits die Überlegung entgegen, eine zu hohe Traktion könnte die Belastungen in kritischen Situationen für die biologischen Strukturen (besonders des Kniegelenks) in unphysiologische Bereiche überführen. Eventuelle Verletzungen würden dann nicht verhindert, sondern eher im Gegenteil gefördert werden.

Aktuell liegen noch keine evidenten medizinischen Hinweise dafür vor, dass moderne Schuhkonstruktionen Verletzungen provozieren würden. Solange keine Grenzwerte für die maximale Belastungstoleranz biologischer Strukturen in den jeweiligen Belastungsphasen beim Fußball festgelegt sind, sollten diesbezügliche Spekulationen und Meinungen zurückhaltend geäußert werden. Aus diesem Grund wird hier in diesem Zusammenhang auf ein abschließendes Urteil sowie entsprechende Empfehlungen verzichtet und auf zukünftige Erkenntnisse und Entwicklungen mit ausreichend gesicherter Daten- und Beweislage verwiesen.

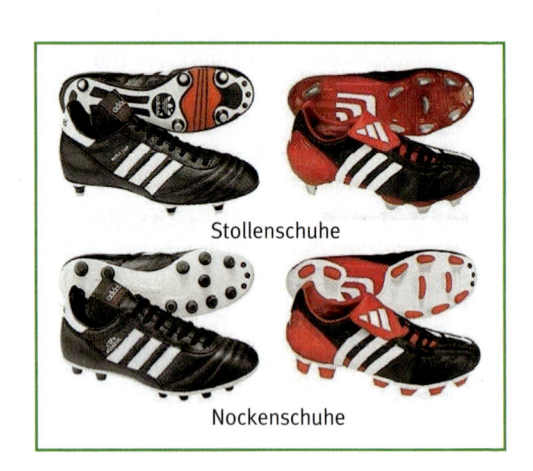

Abb. 8-1 Verschiedene Schuh-/Stollenkonzepte

Stollenschuhe

Nockenschuhe

Um eine optimale Ausstattung mit Fußballschuhen zu gewährleisten, sollen die folgenden allgemeinen funktionellen Konzeptionsaspekte bei der richtigen Auswahl beachtet werden (Tab. 8-1).

Aufgrund der jahreszeitlich bedingt wechselnden Untergrundverhältnisse – weicher und rutschiger Boden bei Rasenplätzen im Herbst/Winter, harte und feste Rasenplätzen im Hochsommer, gefrorene und vereiste Platzverhältnissen im Winter bei Temperaturen unter dem Gefrierpunkt – sollte jeder Fußballer wenn möglich über mindestens **zwei verschiedene Modelle** (Schraubstollen und Nockenschuhe) verfügen.

8.2 Ausrüstungsaspekte zur Leistungsoptimierung

Tab. 8-1 Allgemeine Aspekte bei der Auswahl von Fußballschuhen

Beurteilungskriterium	Beurteilungsmerkmale	Auswirkungen
Form	Gute Passform, auch über dem Fußrücken, lange Schnürung, wenn gewollt, dann geringe Zehenfreiheit. Keinesfalls jedoch die Schuhe so eng tragen, dass die Zehen gegängelt werden!	Vermeiden von Druckstellen im Zehenbereich
	Der Achillessehne weich angepasster, guter Fersensitz, ausreichend hoher Achillessehnenschutz	Verhinderung von Stauchungen am Rückfuß, Schutz vor Gegnerkontakt
Fußbett	Wenn Fußbettänderungen, dann vom Fachmann angefertigte langsohlige Einlage, keinesfalls standardisierte oft zu stark und an der falschen Stelle sitzende Polsterungen/Pelotten	Einfluss auf die gesamte Fußstatik und dynamische Biomechanik
	Der Fußanatomie angepasste Leistenform (gerade/gebogen)	Biomechanisch fußgerechtes Abrollen
Sohle	Ausreichende Torsionselastizität (Längsachsenbiegsamkeit)	Ermöglichung eines optimalen Abrollens mit guter Schrittbeschleunigung
	Optimale Querbiegeelastizität	Optimales Abrollen im Mittel-Vorfußbereich
	Dem Untergrund angepasste Stollenkonzeption (Schraubstollen, Nocken- oder Bürstenkonzepte)	Optimaler Grip zur Realisierung ausreichenden Beschleunigungs- und Sprintvermögens

> **!** Aufgrund der biomechanischen Anforderungen beim Fußball ist besonders auch im Kinder- und Jugendbereich von den Betreuern auf ein adäquates Schuhwerk zu achten. Hierzu ist nicht selten gerade bei Altersgruppen mit großen Wachstumsschüben, meist aus Kostengründen, der Trend zu deutlich zu großen Fußballschuhen mit dem Argument der längeren Tragbarkeit erkennbar. Jedoch gilt es dabei zu bedenken, dass sowohl zu kleine als auch zu große Schuhe unphysiologische Belastungen im Bereich der Füße zur Folge haben und da-

> durch die gesamte Beinachse unphysiologisch belasten und in der Folge langfristig negative Veränderungen in den betroffenen Gelenken nach sich ziehen können. Den Verantwortlichen sollten diese Zusammenhänge verdeutlicht werden und die Notwendigkeit trotz höherer Kosten aufgezeigt werden.

Neben der Auswahl des richtigen Fußballschuhs ist eine individuelle Versorgung mittels **Einlegesohle** zur Anpassung an die individuelle Becken-Bein-Achse und Statik zur optimalen Belastungsgestaltung anzuraten. Hierbei zeigen sich aktuell in der Versorgung mit Einlagen zwei unterschiedliche Konzeptionen. Neben einer herkömmlichen Versorgung mit orthopädischen Einlegesohlen werden immer mehr so genannte **„propriozeptive"** Einlegesohlen angeboten. Während herkömmliche Einlegesohlen (von entsprechendem Fachpersonal individuell angefertigt) Fehlstatiken mittels mechanischer Korrekturen korrigieren, wird bei „propriozeptiven" Konzepten versucht, eine veränderte Statik und Dynamik über eine Reizung entsprechender Areale der Fußsohle und nachfolgender propriozeptiv eingeleiteter Spannungsänderungen der posturalen Haltungsmuskulatur zu erreichen.

Obwohl propriozeptive Einlagen deutlich angenehmer zu tragen sind, stellt sich die Frage nach der Wirkung solcher Einlagen speziell im Fußballschuh. Zeigen propriozeptive Einlagen bei der Normalbevölkerung unserer Erfahrung nach bei etwa zwei Drittel der Bevölkerung die gewünschten und intendierten Veränderungen in der Gesamtstatik, so ist diese Erfolgsquote unter den erschwerten Bedingungen im Fußballschuh geringer. Aus diesem Grund gilt es, mit dem entsprechenden Versorger Ziel und Zweck der Einlegesohle zu definieren und deren Wirkung auch entsprechend zu kontrollieren.

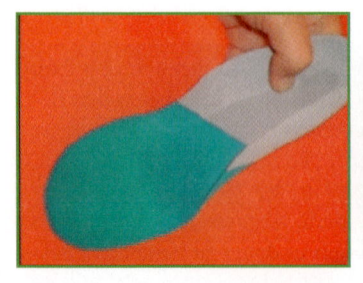

Abb. 8-2 Herkömmliche orthopädische Einlegesohle für Fußballschuh

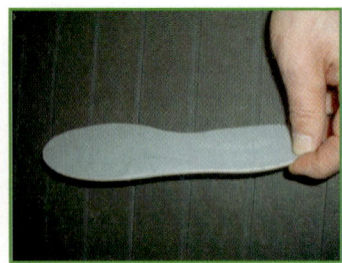

Abb. 8-3 Propriozeptive Einlage für Fußballschuh

Bei beiden Konzeptionen gilt jedoch zu beachten, dass aufgrund der speziellen Eigenschaften von Fußballschuhen (z. B. geringe Torsionsfähigkeit, fester Sitz des Schuhs bei fester Schnürung mit entsprechendem Druck auf das mediale und laterale Längsgewölbe, geringe Schafthöhe) nur recht eingeschränkt die Möglichkeit zur Korrektur mittels Einlagen besteht. Der Spielraum für den Orthopädie-Schuhmacher ist hier deutlich reduziert und verlangt zur erfolgreichen Versorgung von Fußballern entsprechende Erfahrung und Know-how. Dies gilt es besonders im Kinder- und Jugendfußball zu beherzigen.

9 Literatur

Bäumler, G., Bauer, G. (Hrsg.): Sportwissenschaft rund um den Fußball. Schriftenreihe der Deutschen Vereinigung für Sportwissenschaft, Band 96. Czwalina-Verlag, Hamburg 1998
Balsom, P. D.: High Intensity Intermitted Exercise. University College of P. E. & Sports, Stockholm 1995
Bangsbo, J.: Fitness Training in Football – a Scientific Approach. HO + Storm, Bagsvaerd, 1994
Brüggemann, H., Hentsch: Orthopädische Praxis, 1981, Heft 4, S. 335–338
Deutscher Fußballbund: 100 Jahre DFB: die Geschichte des Deutschen Fußball-Bundes. Sportverlag Berlin, Berlin 1999
Dvorak, J. Junge, A. (Hrsg.): F-MARK Fußballmedizin Manual. FIFA, Hitzigweg 11, Postfach 85, CH-8030 Zürich
Ekstrand, J., Gillquist, J., Lilzedahl, S. O.: Prevention of soccer injuries. American J. SportsMedicine 11, S. 116–120 (1983)
Gerisch, G.: Aggression im Fußball. Band 1 + 2, Sportwissenschaftliche Dissertationen und Habilitationen. Czwalina-Verlag, Eine Edition im Feldhaus Verlag, Hamburg 2002
Hoffmann, H.: Biomechanik von Fußballspannstößen. Unveröffentlichte Examensarbeit, Frankfurt am Main 1984
Hoffmann, Helmut, Brüggemann, Ernst: Optimales Spielgerät: der Ball – biomechanische Überlegungen zum Einfluß der Ballmechanik auf die Belastung des Körpers. DFB – Der Übungsleiter, 1982, Heft 3, S. 18–21
Hohmann, A., Brack, R.: Theoretische Aspekte der Leistungsdiagnostik im Sportspiel. DSB (Hrsg.), Leistungssport 13, 2, S. 5–10 (1983)
Kapandji, I. A.: Funktionelle Anatomie der Gelenke, Bd. 2: Untere Extremität. 3. Aufl. Hippokrates, Stuttgart 1999
Knebel, K.-P., Herbeck, B., Hamsen, G.: Fußball Funktionsgymnastik. Dehnen, Kräftigen, Entspannen. Rowohlt, Reinbek 1988
Kollath, E.: Analyse des Innenspannstoßes aus biomechanischer Sicht, Fußballtraining, 1983, Heft 5, S. 15–20
Loy, R.: Entwicklungstendenzen im Weltfußball. Fußballtraining 9, S. 23–31 (1990)

Loy, R.: Die Flanke – ein Schlüssel zum Erfolg. Fußballtraining 4, S. 3–11 (1991)

Shepard, R. J., Astrand, P.-O.: Ausdauer im Sport. Deutscher Ärzte-Verlag, Köln 1993

Surve, I. M., Schwellnus, P. et al.: A fivehold reductioning the incidence of recurrent ankle sprains in soccer players using the Sport-Stirrup orthosis. American J. SportsMedicine 22, Heft 5, S. 601–606 (1994)

Typaldos, S.: Orthopathische Medizin. Verlag für Ganzheitliche Medizin Dr. Erich Wühr, Kötzing 1999

Weineck, J.: Optimales Fußballtraining. Perimed-Spitta, Nürnberg 1992

Wirhed, R.: Sport-Anatomie und Bewegungslehre. Schattauer, Stuttgart 1984

10 Register

A

aktive Regeneration 74
- dynamisch-mobilisierende Maßnahmen 78
- Elektrostimulation 80
- hohe Trainingsbelastung 79
- Kryotherapie 80
- niedrige Trainingsbelastung 79
- physiologische Grundlagen 75
- Stretching 78
- Vibrationsreize 79

arthroligamentäre Entspannung 112
- direkte 112
- indirekte 112

Aufwärmen 59, 61, 63, 65, 67, 69
- Grundlagen 60
- Hand-Walk 69
- Hip-Dance 68
- Hurdle-Walk 69
- methodische Aspekte 63
- Rugby-Throw-Run 70
- Sumo-Squat 68

Ausrüstung 177
- Ball 181
- Genitalschützer 179
- Jugendbälle 20
- Schienbeinschützer 178
- Schoner 178
- Schuhe 181
- Torwarthandschuhe 178
- Zahnschützer 179

B

Becken-Bein-Achse 37
Betreuerkoffer 100
Betreuertasche 101
Betreuungsteam 32
Biofeedback 81

D

Dehnen *siehe* Stretching 60
direkte arthroligamentäre Entspannung 124
- Lig. collaterale laterale 138
- Lig. collaterale mediale 137
- Lig. inguinale 148
- Menisci 140
- proximales tibio-fibulares Gelenk 124
- Sakrum 155
- Valgus-/Varusfehlstellung 124

direkte myofasciale Entspannung
- Adduktoren 147
- Beckenboden 155
- Fascia poplitea 134
- M. iliopsoas 154
- M. tractus iliotibialis 149
- pelvitrochantäre Muskulatur 150
- präsakrale Faszie 156
- prätibiale Muskulatur 135
- Wade 132

E

EAP *siehe* Erweiterte Ambulante Physiotherapie 33
Ernährung 70–71
- Nachwettkampfkost 72
- Trainingskost 71
- Vorwettkampfkost 71
- Wettkampfkost 71

Erste Hilfe 86–88, 90, 92, 94, 96, 98
- Platzwunden 94
- Schürfwunden 93
- stumpfes Trauma 88

Erweiterte Ambulante Physiotherapie (EAP) 33

F

Faltdistorsion 111, 117, 127

G

Genu recurvatum 136
Genu valgum 136
Genu varum 136

H

Heilungsphasen 108
- Akutphase 108
- Proliferationsphase 109
- Remodellierungsphase 109

Hüfttraktion 147
Hüftzentrierung 146

I

indirekte arthroligamentäre Entspannung 122
- eingeschränkte Dorsalextension 122
- eingeschränkte Plantarflexion 122
- ISG 153
- Kreuzbänder 140
- Lumbago 157
- Schmerzen in Mittelfuß/Zehen 123

K

Kinesiotaping 58
kinetische Kette
- geschlossene 24
- offene 24

Kontinuumstörung 110, 125
- Nachkorrektur 131

Koordinationstraining 175
Koordinationstraining *siehe* Stabilisationstraining 175
Körpersprache bei Verletzungen 110
Kraft
- Frequenzierung 17
- Maximalkraft 16
- Rekrutierung 17

L

Leistungsdiagnostik 8
Leistungsvoraussetzungen 7
- Ausdauer 9
- Kraft 16
- Schnelligkeit 12

M

Massage
- Kontraindikationen 83
- Methodik 84
- Wirkungen 82

Massage *Siehe auch* Regeneration 81
Muscle-Energy-Technik (MET) 142
- medialer Meniskus 142

Muskeldehntechniken nach Mahoni 135
Muskelfaserstrukturverletzung 165
Muskelkrämpfe 166
Muskelzerrung 161
- Spray & Stretch 161
- Strain & Counterstrain 162

P

physiologische Veränderungen
- Becken-Bein-Achse 30
- Schussbein 19
- Standbein 27

PNF-Dehnen 61

Primärversorgung
- Fuß/Unterschenkel 120
- Knie 137
- Lenden-Becken-Hüft-Region 146

R

Regeneration
- aktive 74
- bioenergetischer Stromfluss 85
- Ernährung 80
- Massage 81

Rehabilitation 33
- Kostenträger 33

S

Schnelligkeit
- Antizipationsschnelligkeit 13
- Antrittsschnelligkeit 15
- Bewegungsschnelligkeit 14
- Handlungsschnelligkeit 14
- Reaktionsschnelligkeit 14
- Wahrnehmungsschnelligkeit 13

Schnelligkeitsausdauer 14

Sekundärversorgung
- Fuß/Unterschenkel 131

Sofortmaßnahmen
- Fuß/Unterschenkel 119
- Knie 137
- Lenden-Becken-Hüft-Region 145

Spielintelligenz 13
Sportmassage *siehe* Massage 83
Spray & Stretch 161

Sprintausdauer 15

Stabilisationstraining 168
- Balance-Pad 171, 174
- Belastungsgestaltung 175
- dynamisches 172
- Kippbrett 170
- Mini-Trampolin 171–172
- Prinzip 168
- Sport- und Therapiekreisel 168, 172
- statisches 170
- Wirkungen 168

Strain & Counterstrain 162

Stretching 60, 78
- dynamisches 66
- regeneratives 78
- statisches 66

Substitution *siehe* Ernährung 70

T

taktische Trends 3

Tapen 39
- 3-Streifen-Tapes 53
- Kontraindikationen 39
- Materialien 40
- oberes Sprunggelenk 40
- Syndesmosen-Stabilisationsstapes 56

Tenderpoint 113, 126
- Apex-Patella 144
- Basis-Patella 144
- M. gastrocnemius 133
- M. soleus 133
- Menisci 140
- Meniskus 144
- nach Umknicken 126
- peripatellär/retropatellär 143
- Pes-anserinus-Muskeln 145

Triggerband 110, 126
- myofasciale Strukturen 151
- nach Umknicken 126
- Nachkorrektur 132

Triggerpoint 114
Triggerpoint-Hernie 152

U
Ursachen-Folge-Kette 31, 36, 122
– absteigend 105
– aufsteigend 38, 105, 108

Z
Zerrung und Zerrungsumkehr *siehe* Strain & Counterstrain 162

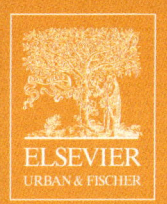

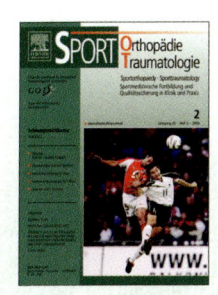

…